KB110087

척추 전국 시대, 최후의 한방

디스크
체질

척추 전국 시대, 최후의 한방 디스크 체질

발행일	2019년 12월 30일		
지은이	은영준		
펴낸이	손형국		
펴낸곳	(주)북랩		
편집인	선일영	편집	오경진, 강대건, 최예은, 최승헌, 김경무
디자인	이현수, 김민하, 한수희, 김윤주, 허지혜	제작	박기성, 황동현, 구성우, 장홍석
마케팅	김회란, 박진관, 조하라, 장은별		
출판등록	2004. 12. 1(제2012-000051호)		
주소	서울특별시 금천구 가산디지털 1로 168, 우림라이온스밸리 B동 B113~114호, C동 B101호		
홈페이지	www.book.co.kr		
전화번호	(02)2026-5777	팩스	(02)2026-5747

ISBN   979-11-6539-000-6 13510 (종이책)   979-11-6539-001-3 15510 (전자책)

잘못된 책은 구입한 곳에서 교환해드립니다.
이 책은 저작권법에 따라 보호받는 저작물이므로 무단 전재와 복제를 금합니다.

이 도서의 국립중앙도서관 출판예정도서목록(CIP)은 서지정보유통지원시스템 홈페이지(http://seoji.nl.go.kr)와 국가자료공동목록시스템(http://www.nl.go.kr/kolisnet)에서 이용하실 수 있습니다. (CIP제어번호: CIP2019053278)

(주)북랩 성공출판의 파트너

북랩 홈페이지와 패밀리 사이트에서 다양한 출판 솔루션을 만나 보세요!

홈페이지 book.co.kr • **블로그** blog.naver.com/essaybook • **출판문의** book@book.co.kr

4가지 디스크 체질에 따른 맞춤형 허리 건강 비법

척추 전국 시대, 최후의 한방

디스크 체질

은영준 지음

사상 체질이 있듯이
디스크에도 4가지 체질이
있다는 사실을 아는가.

체질에 따라 디스크와 협착증을 치료하면
시술과 수술 없이도 치료 성공률은 놀랍도록 높아진다!

북랩 book Lab

현재 국내 척추 질환자는 약 900만 명이며, 매년 증가 추세에 있습니다. 즉, 인구의 약 5분의 1이 척추 질환을 겪고 있고, 그에 따라 전국에 수많은 척추 전문 양방·한방 병·의원들이 생겨났습니다. 가히 '척추 전국 시대'라 할 만합니다. 물론 의료인들도 척추 질환을 치료하기 위해 다양한 수술과 비수술 기법을 개발하고 적용하며 많은 노력을 하고 있습니다. 그럼에도 불구하고 척추 질환자가 해마다 증가하고 있는 이유는 무엇일까요? 이러한 의문을 해결해 드리고자 이 책을 쓰게 되었습니다.

대학 병원에서 인턴 레지던트 과정을 수료하고 오랜 기간 양한방 협진 진료를 해 온 한방 재활의학과 전문의이자 한의학 박사이며 추나 교과서 저자인 저는 2001년부터 각종 척추 질환과 신경 마비 환자를 연간 1만 명 이상, 현재까지 총 20만 명 이상을 진료하고 있습니다.

제게 찾아오시는 환자분들은 대부분 병원에서 1차적으로 시술이나 수술을 받으셨음에도 불구하고 여전히 치료되지 않거나 재발하면서 2차·3차 진료 기관을 전전하다가 수소문 끝에 오시는 분들입니다. 오랜 기간 한 분야에만 몸담고 있으니 입소문만으로 전국 각지에서, 심지어는 해외에서까지 많은 환자분이 내원하고 계십니다.

대부분의 척추 질환 환자들은 체형이나 습관 또는 직업상 문제가 있습니다. 그러나 진료를 하다 보니 그러한 문제가 없음에도 불구하고 수술 또는 시술로도 잘 낫지 않는 환자분들을 발견하게 되었습니다. 그 후 이러한 분들의 특징을 가리켜 이해하기 쉽게 '디스크 체질'로 명명하고 골골팔십형, 근육부족형, 활성산소형, 평발관절형으로 분류해서 각

각의 디스크 체질에 맞춰 치료했습니다. 그 결과 고질적으로 낫지 않던 환자분들의 치료율이 상승하고 재발률도 낮아지게 되었습니다.

　본원에 내원하시는 환자분들은 참으로 절박하고 사연들도 구구절절합니다. 때로는 질환에 대한 오해와 무지로, 때로는 적절한 시기를 놓쳐서, 때로는 본인에게 맞지 않는 치료법을 선택해서 고통을 받는 환자분들이 너무 많은 것이 안타까웠습니다. 이러한 마음에 2006년부터 제 블로그(www.disc8275.com)에 진료 노하우를 오픈하고 환자분들이 제대로 된 지식을 갖도록 공유하고 있습니다. 현재 2,600개가 넘는 글이 있으며 책에는 블로그의 글 중에서도 환자분들이 꼭 알고 가시면 좋겠다는 내용을 담았습니다. 예를 들면, 디스크 체질에 관한 내용을 비롯해서 환자분들이 자주 하는 실수나 환자 본인의 엑스레이나 MRI를 볼 수 있는 방법 같은 것입니다. 물론 제 진료 노하우가 무조건 옳다고 주장하는 것이 아닙니다. 이러한 관점도 있구나 하고 봐주시고 참고하시면 됩니다. 부디 이 책이 환자분들이 어느 진료 기관에 가서라도 똑똑하게 진료를 받고, 다시 건강을 찾으실 수 있도록 돕는 길잡이가 되기를 바랍니다.

2020년 1월
디스코 한의원에서
은영준

제2부
디스크 체질

제3부
디스크 협착증 치료 – 그 오해와 진실

제4부
내 몸은 내가 연구하자
– 영상 진단으로 내 상태 알아보기

부록
디스크와 신경 재생에 도움이 되는 음식 및 한약,
디스크 체질 개선 음식 및 한약

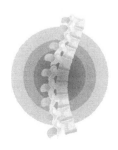

제1부

디스크와 신경의 재생을 돕는
'한의학'

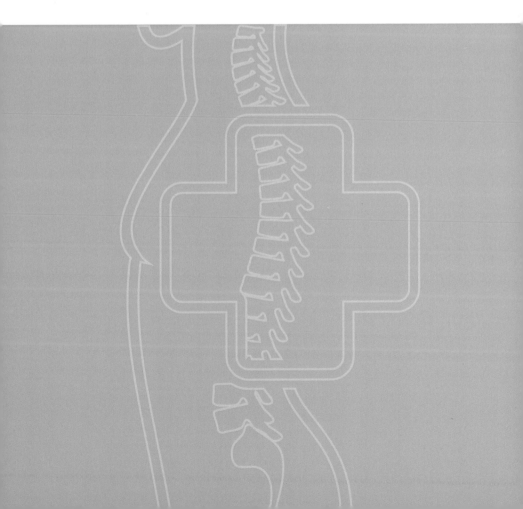

1장

디스크를
재생하는
한의학

디스크의
발병 원인

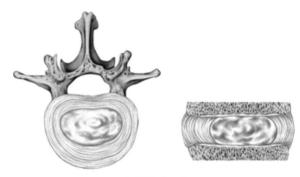

[건강한 디스크]

디스크는 원래 병명이 아니고 척추뼈 사이에 있는 물렁뼈의 이름입니다. 그 물렁뼈의 구조는 그림의 모습과 같습니다. 여러 겹의 껍질로 둘러싸여 있습니다. 질긴 껍질이라 잘 상하지 않는데, 여러 가지 원인으로 인해 한 겹씩 손상이 됩니다.

디스크가 손상되면 우리는 '삐끗' 하는 느낌을 받을 때가 있습니다. 일 년에 한두 번 삐끗하다가 디스크가 터진 분들은 이런 과정을 거치는 경우가 상당히 많습니다.

디스크의 껍질이 손상되면 손상된 주위는 염증이 생기고 붓습니다.

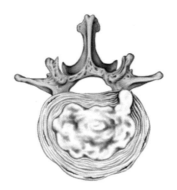

[추간판 탈출증, 소위 디스크]

그렇게 되면 염증이 신경을 자극하게 됩니다. 신경은 보호막이 있지만, 염증이 그 보호막을 파괴하고 신경을 자극하게 돼서 우리는 엉덩이나 다리, 심하면 발끝까지 저리고 통증을 느끼게 됩니다.

그래서 급한 불은 소염제, 신경 성형술, 신경 차단술 등으로 끄게 됩니다. 다만 근본적인 디스크의 손상이 제대로 재생되어야 재발을 막을 수 있습니다.

디스크와 신경의 자연 회복에 관한 논문,
한방 치료의 효과에 관한 논문

피부에 상처가 났을 때, 우리는 상처가 자연 회복될 것을 잘 알고 있습니다. 신체의 다른 부분도 마찬가지입니다. 부러진 뼈가 붙고, 종기난 상처가 아물며, 바이러스에 감염된 조직이 다시 건강해지며, 심지어악성 종양조차 자연 회복되는 경우가 있습니다.

척추와 신경도 마찬가지입니다. 디스크가 파열되거나 신경이 손상되거나 하더라도 우리 몸은 자연 회복될 수 있습니다. 디스크의 자연 회복에 관한 연구는 이미 수십 년 전부터 이루어지고 있습니다.

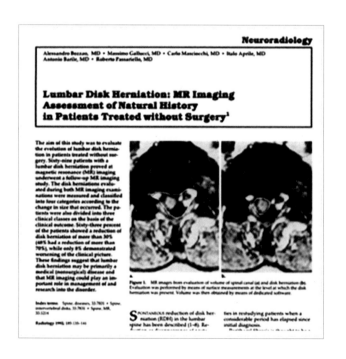

1992년에 『Neuroradiaology』라는 저널에 실린 「Lumbar disk hernia-
tion: MR imaging assessment of natural history in patients treated
without surgery」라는 논문을 보면 69명의 디스크 탈출(disc herniation)
환자에게 수술을 시행하지 않고 자연 회복을 지켜본 결과, 평균 11개월
후에는 약 63%에서 탈출한 디스크가 줄어들었다고 합니다.

Neuroradiology, 1995 Jul;37(5):378-83.

Serial changes on MRI in lumbar disc herniations treated conservatively.

Matsubara Y[1], Kato F, Mimatsu K, Kajino G, Nakamura S, Nitta H.

Author information

Abstract

Using serial MRI, we studied 32 patients with herniated lumbar discs, treated conservatively, to clarify the natural history of this condition. MRI was performed in the acute stage, then 6 months and 1 year later. On axial images, the proportion of the cross-sectional area of the spinal canal occupied by the herniated disc was 31.9% on the average on the initial scan, 28.7% 6 months and 25.3% 1 year later. The size of the herniation decreased by more than 20% in 11 patients (34%), by 10-20% in 8 (28%) and was unchanged in 12 (38%). The height of the disc slightly decreased with time, but there was no significant change in the angle of lordosis in the affected segment. The initial MRI revealed degeneration of all affected discs, and progressive degeneration was observed in 9 patients. The more degenerate the disc and the larger the initial herniation the more the size of the herniated fragment decreased.

또 1995년에 『Neuroradiology』라는 저널에 실린 「Serial changes on
MRI in lumbar disc herniations treated conservatively」라는 논문을
보면 32명의 디스크 탈출 환자에게 일반적인 양방 치료 후 약 1년이 지
난 후 62%의 환자에게서 탈출한 디스크가 줄어들었다는 보고가 있습
니다. 그 외의 요추부 추간판 탈출증의 자연 흡수는 보고에 따라서 차
이가 있지만, 환자의 60~70%에서 나타난다고 합니다.

그래서 병원에서도 수술을 권유하기보다는 진통 소염제, 신경 주사,
시술 등을 먼저 권유하는 것입니다. 진통 소염제나 신경 주사, 시술이
직접 디스크를 줄어들게 하거나 신경을 재생하지는 못하지만, 자연 회
복될 수 있도록 최대한 시간을 벌어줄 수는 있습니다. 그렇게 치료를
해도 호전이 없다면 수술을 받도록 권장하고 있습니다.

디스크의 자연 흡수율은 약 60~70%입니다.

반면에 다르게 생각해 보면 30~40%는 탈출한 디스크가 줄어들지 않는다는 것입니다. 자연 회복이 되지 않으니 평생 통증을 안고 살거나 결국 수술을 받게 됩니다.

자, 그렇다면 한방 치료를 받는다면 탈출한 디스크는 얼마나 잘 흡수될까요?

Long-Term Course to Lumbar Disc Resorption Patients and Predictive Factors Associated with Disc Resorption

Jinho Lee, Joowon Kim, Joon-Shik Shin, Yoon Jae Lee, Me-riong Kim, Seon-Yeong Jeong, Young-jun Choi, Tae Kyung Yoon, Byung-heon Moon, Su-bin Yoo, Jungsoo Hong, and In-Hyuk Ha

Jaseng Spine and Joint Research Institute, Jaseng Medical Foundation, Seoul, Republic of Korea

Correspondence should be addressed to In-Hyuk Ha; hanihata@gmail.com

Received 18 April 2017; Accepted 5 June 2017; Published 9 July 2017

Academic Editor: Gihyun Lee

Copyright © 2017 Jinho Lee et al. This is an open access article distributed under the Creative Commons Attribution License, which permits unrestricted use, distribution, and reproduction in any medium, provided the original work is properly cited.

The long-term course to lumbar intervertebral disc herniation (LDH) patients receiving integrative Korean medicine treatment and predictive factors associated with disc resorption were investigated. LDH patients who received integrative Korean medicine treatment from February 2012 to December 2015 and were registered in the "longitudinal project for LDH on MRI" were included. Disc resorption amount was measured 3-dimensionally with disc degeneration and modic change levels on baseline and follow-up MRIs. Patient characteristics, Korean medicine use, pain, symptom recurrence, and satisfaction were assessed through medical records and phone surveys. Of 505 participants, 19 did not show disc resorption, while 486 did. A total of 220 displayed resorption rates of ≥50%. LDH volume at baseline was 1398.82 ± 984.96 mm³, and that on follow-up MRI was 734.37 ± 363.33 mm³, indicating

2017년에 『Hindawi』라는 저널에는 505명의 디스크 탈출 환자에게 시행한 적극적인 한방 치료, 즉 한약, 봉약침, 추나 등의 치료 후 디스크의 변화를 본 것에 관한 실험 내용을 담은 「Long-Term Course to Lumbar Disc Resorption Patients and Predictive Factors Associated with Disc Resorption」이라는 논문이 실렸습니다. 1년 뒤에 MRI를 촬영한 결과, 96.24%에서 탈출한 디스크가 줄어들었다고 합니다.

한의학적 치료의 디스크 흡수율은 100%에 가깝습니다.

그렇다면 한의학적 치료의 어떤 부분이 디스크 탈출의 흡수를 이토록 극적으로 높였을까요?

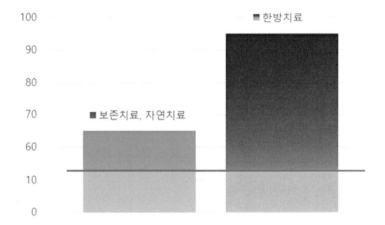

한의학으로
어떻게 디스크가 들어갈까?

다음에 보이는 MRI는 파열된 디스크의 한의학 치료 전후 영상입니다.

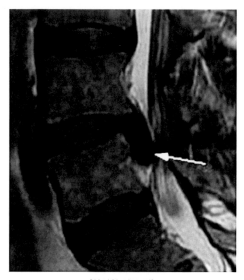

[한의학 치료 전]

보시는 바와 같이 디스크가 시커멓게 매우 많이 튀어나와 있습니다. 당연히 병원에서는 지체할 것 없이 수술해야 한다고 이야기했다고 합니다. 그렇지 않으면 장애가 남거나 평생 통증으로 고생한다고 했다고 합니다.

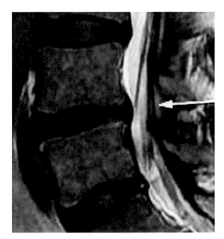

[한의학 치료 후]

하지만 치료 6개월 후, 깨끗해진 디스크를 볼 수 있습니다. 어떻게 병원에서 수술을 받아야 한다고 했던 케이스가 이렇게 치료될 수 있었을까요?

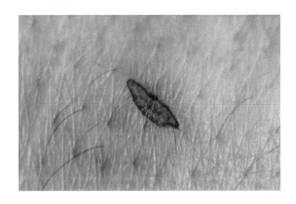

이는 바로 '상처의 치유'의 원리와 같습니다.

디스크는 암 덩어리가 아니고 우리의 몸을 바로 세워주는 구조물입니다. 디스크에 여러 가지 원인으로 상처가 생겨서 주변에 통증을 일으키거나 신경을 자극하는 것이 디스크 질환입니다.

이러한 손상된 신경과 디스크를 재생시키는 한약을 통해 디스크의 상처를 아물게 하고 손상된 신경을 회복시키는 것이 현대 한의학적 치료 방법입니다.

'한약을 먹었지만 낫지 않았다?' 그것은 아마 허리가 튼튼해지는 보약이었다거나 단순 보약이었을 가능성이 큽니다.

많은 분이 '한약' 하면 보약이라고 생각하지만, 디스크나 협착증을 치료할 때는 보약만으로는 치료하기 어렵습니다. 반드시 손상된 조직을 재생하는 한약을 써야 합니다.

수술하지 않고
디스크가 흡수되는 원리는?

아직도 많은 분이 잘못 알고 있는 사실 중 하나가 '튀어나온 디스크는 흡수되지 않는다.'입니다.

탈출한 디스크는 한의학적 치료로 100% 가까이 줄어듭니다. 어떻게 치료하냐에 따라서 완벽하게 줄어드는 경우도 있고 완벽하지 않게 줄어드는 경우가 있을 뿐입니다.

디스크 체질에 맞춰서 치료하면 아무리 심한 디스크도 좋아진다는 것을 알 수 있습니다. 디스크의 개수가 1개이든, 3개이든 상관없고 심지어 퇴행화된 디스크의 탈출도 좋아질 수 있다는 것을 알 수 있습니다(물론, 마미증후군과 같이 수술이 꼭 필요한 경우도 있습니다).

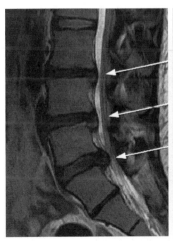 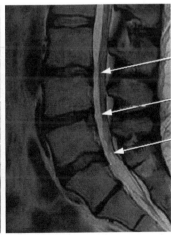

[한의학 치료 전(좌)/치료 후(우)]

이 환자는 디스크가 세 군데 파열이 되었음에도 불구하고 한의학적 치료로 모두 흡수되었습니다. 환자에게 시행한 치료는 디스크를 흡수하는 '재생 한약'과 봉약침, 침 치료, 물리 치료였습니다.

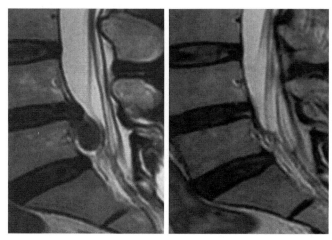

[한의학 치료 전(좌)/치료 후(우)]

이처럼 심하게 파열되어 흘러내린 디스크도 디스크 체질에 맞춰서 치료하면 흡수될 수 있습니다. 이 환자분 역시 디스크 체질에 맞춘 '재생 한약'과 봉약침, 침 치료, 물리 치료를 진행했습니다.

Spine (Phila Pa 1976). 2003 Sep 1;28(17):1928-33

Angiogenesis and inflammatory cell infiltration in lumbar disc herniation.

Koike Y[1], Uzuki M, Kokubun S, Sawai T.

⊕ Author information

Abstract

STUDY DESIGN: Immunohistochemical study of the angiogenesis and inflammatory cell invasion in lumbar disc herniation. OBJECTIVES To observe the blood vessel formation within the extracellular matrix in lumbar disc herniation, and to elucidate the role of angiogenesis in the natural shrinking of hernias.

SUMMARY OF BACKGROUND DATA: There have been few reports of detailed observation of blood vessel formation within the extracellular matrix, and the role that angiogenesis plays in the natural shrinking of hernias has not been elucidated.

METHODS: Twenty tissue samples surgically removed from 17 patients with herniated discs were studied (9 men, 8 women, 23-58 years old. 11 extrusion type, 9 sequestration type). In the immunohistochemical study, an anti-CD34 antibody for vascular endothelial cells, an anti-CD68 for macrophages, and an anti-vascular endothelial growth factor antibody was used for vascular endothelial growth factor.

RESULTS: Many spindle-shaped cells expressing vascular endothelial growth factor were seen inside granulation tissue infiltrating the cartilage matrix, and the number of vascular endothelial growth factor-positive cells and the number of CD34+ cells were positively correlated (R = 0.73, P < 0.001). In the area surrounding CD34+ cells that had formed a lumen, many CD68+ cells were observed, and the number of CD34+ cells and the number of CD68+ cells were positively correlated (R = 0.66, P < 0.001).

CONCLUSIONS: The results suggest that the vascular endothelial growth factor produced by the spindle-shaped cells acts to promote angiogenesis inside granulation tissue infiltrating the cartilage matrix, and that new blood vessels play an important role as a passage for macrophages into the degenerated matrix.

그렇다면 디스크는 어떤 원리로 흡수되는 것일까요?

2003년, 『Spine』이라는 저널에 실린 「Angiogenesis and inflamm atory cell infiltration in lumbar disc herniation」이라는 논문에 의하면, 혈관내피세포 성장 인자인 VEGF에 의해 손상된 디스크 주위로 신생 혈관이 증식하고, 새로 생긴 혈관은 대식세포의 통로가 되어 이 대식세포가 탈출한 디스크를 분해, 흡수한다고 합니다.

탈출한 디스크 주위로 신생 혈관이 생기고 이 길을 통해 대식세포가 탈출한 디스크를 흡수합니다.

그럼 짐작이 가시지요? 한의학적 치료는 이와 같은 신생 혈관 생성 기능과 면역 기능에 작용하여 디스크가 흡수되도록 합니다.

Chin J Integr Med. 2017 Sep;23(9):664-662. doi: 10.1007/s11655-017-2490-x. Epub 2017 May 27.

Synergistic effects of Chuanxiong-Chishao herb-pair on promoting angiogenesis at network pharmacological and pharmacodynamic levels.

Wang Y[1,2,3], Qua Q[4], Yang BP[3], Xin QQ[2], Liao QH[3], Lee SM[3], Hu Y[3], Chen K[4], Cong W[2].

⊕ Author information

Abstract
OBJECTIVE: To investigate the synergistic effects of Chuanxiong-Chishao herb-pair (CCHP) on promoting angiogenesis in silico and in vivo.

METHODS: The mechanisms of action of an herb-pair, Chuanxiong-Chishao, were investigated using the network pharmacological and pharmacodynamic strategies involving computational drug target prediction and network analysis, and experimental validation. A set of network pharmacology methods were created to study the herbs in the context of targets and diseases networks, including prediction of target profiles and pharmacological actions of main active compounds in Chuanxiong and Chishao. Furthermore, the therapeutic effects and putative molecular mechanisms of Chuanxiong-Chishao actions were experimentally validated in a chemical-induced vascular insufficiency model of transgenic zebrafish in vivo. The mRNA expression of the predicted targets were further analyzed by real-time polymerase chain reaction (RT-PCR).

RESULTS: The computational prediction results found that the compounds in Chuanxiong have antithrombotic, antihypertensive, antiarrhythmic, and antiatherosclerotic activities, which were closely related to protecting against hypoxic-ischemic encephalopathy, ischemic stroke, myocardial infarction and heart failure. In addition, compounds in Chishao were found to participate in anti-inflammatory effect and analgesics. Particularly, estrogen receptor α (ESRα) and hypoxia-inducible factor 1-α (HIF-1α) were the most important potential protein targets in the predicted results. In vivo experimental validation showed that post-treatment of tetramethylpyrazine hydrochloride (TMP-HCl) and paeoniflorin (PF) promoted the regeneration of new blood vessels in zebrafish involving up-regulating ESRα mRNA expression. Co-treatment of TMP-HCl and PF could enhance the vessel sprouting in chemical-induced vascular insufficiency zebrafish at the optimal compatibility proportion of PF 10 μmol/L with TMP-HCl 1 μmol/L.

CONCLUSIONS: The network pharmacological strategies combining drug target prediction and network analysis identified some putative targets of CCHP. Moreover, the transgenic zebrafish experiments demonstrated that the Chuanxiong-Chishao combination synergistically promoted angiogenic activity, probably involving ESRα signaling pathway.

2017년에 『Chinese journal of integrative medicine』이라는 저널에 실린 「Synergistic effects of Chuanxiong-Chishao herb-pair on promoting angiogenesis at network pharmacological and phar-macodynamic levels」라는 논문에는 천궁과 작약이 신생 혈관 생성에 관여한다는 보고가 있습니다.

대한한방부인과학회지
THE JOURNAL OF ORIENTAL OBSTETRICS & GYNECOLOGY
VOL.22 NO.2 : 079-093 (2009)

애엽과 음양곽 혼합 발효물이 대식세포 활성에 미치는 영향

경원대학교 한의과대학 부인과학교실
류한우, 김윤상, 임은미

Fermented Artemisiae Argyi Folium and Epimedii Herba Mixture Effect on Macrophage' Activity

Hahn-Woo Ryu, Yoon-Sang Kim, Eun-Mee Lee
Dept. of Gynecology, College of Oriental Medicine, Kyungwon University

Purpose: This research aimed to study the effect of FAE(Ferment Artemisiae Argyi Folium and Epimedii Herba) on the mouse macrophage cell activity.

Methods: Effect of FAE, which was fermented by Sacchromyces cerevisiae STV89, on cell viability, amount of H_2O_2 within cells, amount of NO was measured and compaperd by using mouse macrophage cells.

Results:
1. Result of MTT assay conducted to observe the effect of FAE on the survival rate of mouse macrophage cells illustrated that, when FAE was proccessed for each concentration, there was no significant decrease of the survival rate

또한, 2009년에 『대한한방부인과학회지』에 실린 「애엽과 음양곽 혼합 발효물이 대식세포 활성에 미치는 영향」이라는 논문에서는 애엽과 음양곽의 혼합 발효물이 대식세포의 생존율 감소를 유발하지 않으면서 대식세포의 면역 관련 활성에 효과적이라는 보고가 있었습니다.

즉, 특정 한약은 신생 혈관 생성을 촉진하고 대식세포를 활성화하여 디스크의 흡수를 촉진합니다.

디스크 체질인 환자는 스스로 디스크를 흡수시킬 능력이 없으므로 한약의 도움을 받는다면 치료율은 반드시 높아질 수밖에 없습니다.

눈으로 보는
디스크의 한의학적 치료 결과

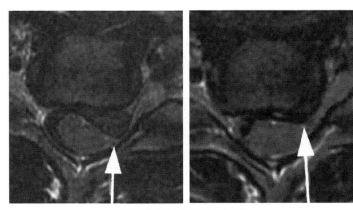

[한의학 치료 전(좌)/치료 후(우)]

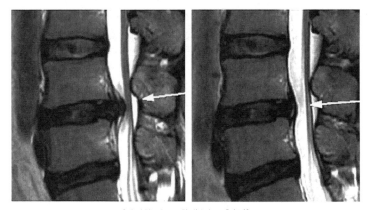

[한의학 치료 전(좌)/치료 후(우)]

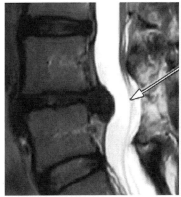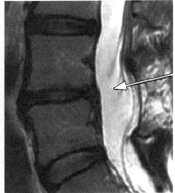

[한의학 치료 전(좌)/치료 후(우)]

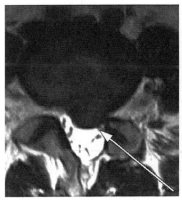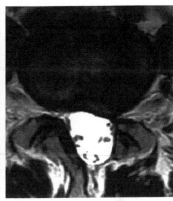

[한의학 치료 전(좌)/치료 후(우)]

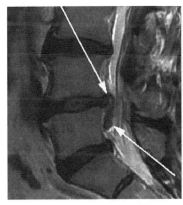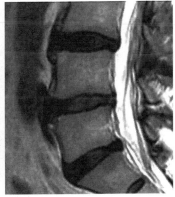

[한의학 치료 전(좌)/치료 후(우)]

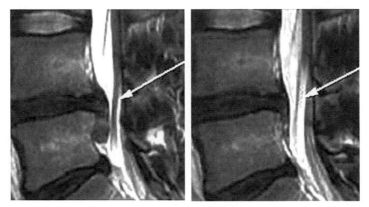

[한의학 치료 전(좌)/치료 후(우)]

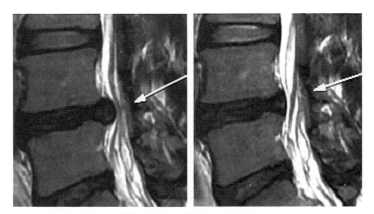

[한의학 치료 전(좌)/치료 후(우)]

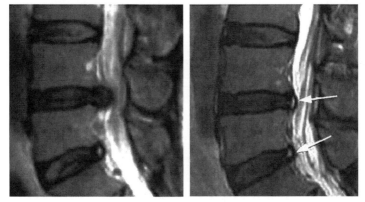

[한의학 치료 전(좌)/치료 후(우)]

척추 전국 시대, 최후의 한방 디스크 체질

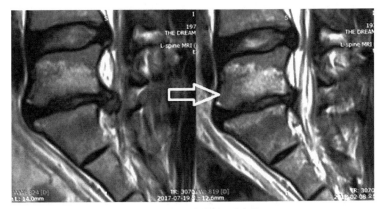

[한의학 치료 전(좌)/치료 후(우)]

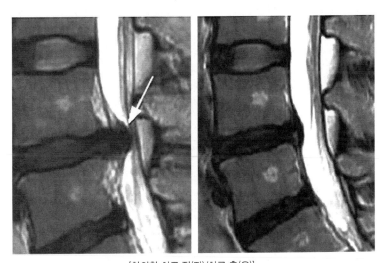

[한의학 치료 전(좌)/치료 후(우)]

한약은
보약 아닌가요?

"한약을 믿지 않아요."
"한약으로 디스크가 치료될까요?"
"한약은 보약 아닌가요?"
"한의학은 비과학적이라던데…"

다행히 요즘은 이렇게 말씀하시는 분이 과거보다 많이 줄었습니다.

우리가 병원에서 처방받는 양약도 간을 치료하는 약, 위장을 치료하는 약, 암을 치료하는 약 등 다양한 약들이 존재합니다.

한약도 마찬가지입니다.
보약은 한약 중에서도 일부의 역할에 불과합니다.

간 수치를 떨어뜨리는 한약, 신장을 좋게 하는 한약, 갑상선 질환을 치료하는 한약 등 한약 역시 다양하게 존재합니다. 임신 중에 먹어도 안전한 유산 방지용 한약도 있습니다.

디스크를 치료하는 한약은 신경 재생, 디스크 재생, 뼈 재생, 항염증 효과 등이 과학적으로 입증된 한약입니다.

다음은 제가 쓴 논문 중의 하나로 한약의 신경 재생을 실험한 결과입니다. 전 세계적으로 이와 같은 한의학 논문은 수도 없이 많습니다.

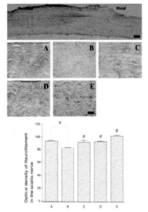

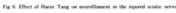

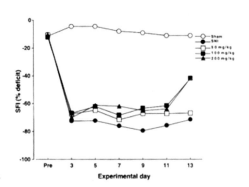

Fig 6. Effect of Haein Tang on neurofilament in the injured sciatic nerve.

디스크나 협착증 치료를 위해 허리를 튼튼하게 해 주는 '보약'도 있지만, 디스크나 협착증과 같은 구조적인 질환은 단순히 허리를 '튼튼하게' 하는 보약만으로는 힘듭니다.

손상된 디스크의 상처를 빨리 아물게 해 주고 재생시켜 주는 한약과 더불어 이를 촉진시켜 주는 봉침 등 환자의 상태에 따라서 여러 가지 변수를 고려해서 치료해야 손상된 디스크가 잘 재생됩니다.

침은 디스크 치료에
얼마나 효과적일까?

한의학에 대한 연구는 국내도 활발하지만, 해외에서는 더욱 활발하게 진행되고 있습니다. 『Acupuncture in medicine』 저널도 영국에서 1983년부터 발간되고 있습니다. 무려 35년이나 된 저널입니다. 그 외에도 전 세계적으로 한의학에 대한 수많은 연구가 이루어지고 있는데, 유독 우리나라에서만 한의학이 폄하되고 있어서 참 안타깝습니다. 그것은 다른 사람들의 잘못이 아닌 저를 비롯한 한의학계가 그만큼 인식 개선에 노력을 기울이지 못한 탓이기도 합니다.

한약이 과학적으로 디스크 치료에 효과적이라는 사실을 이제 아시겠지요? 이번엔 디스크의 침 치료에 대한 연구를 보겠습니다.

Acupunct Med. 2018 Apr 36(2):62-79. doi: 10.1136/acupmed-2016-011332. Epub 2018 Mar 1.

Acupuncture for lumbar disc herniation: a systematic review and meta-analysis.

Tang S[1], Mo Z[1], Zhang R[1].

Author information

Abstract
OBJECTIVE: To evaluate evidence for the effectiveness of acupuncture in the treatment of lumbar disc herniation (LDH).

METHODS: Electronic databases were searched to identify randomised controlled trials (RCTs) of acupuncture for LDH. A meta-analysis was conducted using RevMan 5.3 and the evidence level was assessed using GRADE methodology.

RESULTS: Thirty RCTs involving 3503 participants were included in the study. Meta-analysis showed that acupuncture had a higher total effective rate than lumbar traction (RR=1.1, 95% CI 1.05 to 1.15; p<0.001), ibuprofen (RR=1.24, 95% CI 1.03 to 1.48; p=0.02), diclofenac sodium (RR=1.44, 95% CI 1.24 to 1.67; p<0.001) and meloxicam (RR=1.16, 95% CI 1.03 to 1.31; p=0.01). Acupuncture was also better than lumbar traction (SMD -1.33, 95% CI -1.82 to -0.84; p<0.001) and diclofenac sodium (SMD -1.36, 95% CI -2.59 to -0.13; p=0.03) in terms of visual analogue scale (VAS) scores, and better than lumbar traction (SMD 0.96, 95% CI 0.48 to 1.45; p=0.0001) with respect to Japanese Orthopaedic Association (JOA) scores. In addition, the total effective rate in five individual trials was greater for acupuncture than for mannitol plus dexamethasone and mecobalamin, ibuprofen plus fugui gutong capsule, loxoprofen, mannitol plus dexamethasone and huoxue zhitong decoction, respectively. Additionally, two individual trials showed a superior effect of acupuncture in VAS scores compared with ibuprofen or mannitol plus dexamethasone, respectively.

CONCLUSIONS: Acupuncture showed a more favourable effect in the treatment of LDH than lumbar traction, ibuprofen, diclofenac sodium, meloxicam, mannitol plus dexamethasone and mecobalamin, fugui gutong capsule plus ibuprofen, mannitol plus dexamethasone, loxoprofen and huoxue zhitong decoction. However, further rigorously designed, large-scale RCTs are needed to confirm these findings.

2018년, 『Acupuncture in medicine』이라는 영국의 침구학 저널에

실린 「Acupuncture for lumbar disc herniation: a systematic review and meta-analysis」라는 논문에서는 다음과 같은 결론을 내립니다.

침 치료는 견인 치료 및 진통 소염제보다 효과적이다.

30개의 무작위 대조군, 총 3,503명의 환자가 참여한 대규모 실험이었으며 분석 결과 침 치료는 견인 치료를 비롯하여 이부프로펜, 디클로페낙, 멜록시캠과 같은 진통제보다 효과가 좋다는 보고입니다.

그렇다고 침 치료만 받고 견인 치료 또는 진통 소염제를 멀리할 필요는 없습니다. 병행하여 치료하는 것이 더욱 효과적이기 때문입니다.

디스크 탈출 정도에 따라서
흡수율이 다릅니다

 이번에는 디스크의 심각도에 따른 자연 흡수율에 관해서 알아보겠습니다.

Clin Rehabil. 2015 Feb 29(2):184-95 doi: 10.1177/0269215514540919 Epub 2014 Jul 9

The probability of spontaneous regression of lumbar herniated disc: a systematic review.

Chiu CC[1], Chuang TY[2], Chang KH[1], Wu CH[3], Lin PW[1], Hsu WY[4]

⊞ **Author information**

Abstract

OBJECTIVE: To determine the probability of spontaneous disc regression among each type of lumbar herniated disc, using a systematic review.

DATA SOURCES: Medline, Cochrane Library, CINAHL, and Web of Science were searched using key words for relevant original articles published before March 2014. Articles were limited to those published in English and human studies.

REVIEW METHODS: Articles had to: (1) include patients with lumbar disc herniation treated conservatively; (2) have at least two imaging evaluations of the lumbar spine; and (3) exclude patients with prior lumbar surgery, spinal infections, tumors, spondylolisthesis, or spinal stenosis. Two reviewers independently extracted study details and findings. Thirty-one studies met the inclusion criteria. Furthermore, if the classification of herniation matched the recommended classification of the combined Task Forces, the data were used for combined analysis of the probability of disc regression of each type. Nine studies were applicable for probability calculation.

RESULTS: The rate of spontaneous regression was found to be 96% for disc sequestration, 70% for disc extrusion, 41% for disc protrusion, and 13% for disc bulging. The rate of complete resolution of disc herniation was 43% for sequestrated discs and 15% for extruded discs.

CONCLUSIONS: Spontaneous regression of herniated disc tissue can occur, and can completely resolve after conservative treatment. Patients with disc extrusion and sequestration had a significantly higher possibility of having spontaneous regression than did those with bulging or protruding discs. Disc sequestration had a significantly higher rate of complete regression than did disc extrusion.

 2015년에 『Clinical rehabilitation』이라는 저널에 실린 「The probability of spontaneous regression of lumbar herniated disc: a systematic review」라는 논문입니다.

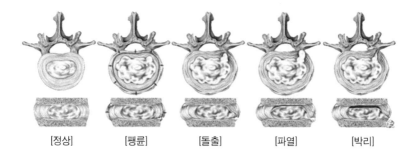

[정상]   [팽륜]   [돌출]   [파열]   [박리]

이처럼 디스크는 손상된 정도에 따라 '팽륜(bulging)', '돌출(protrusion)', '파열(extrusion)', '박리(sequestration)'로 나뉩니다. 이는 디스크 섬유륜의 손상 정도 및 수핵의 탈출 정도에 따라서 분류한 것입니다.

손상된 디스크를 심각한 정도에 따라 다섯 단계로 나눈 뒤 수술 없이 보존적인 치료만으로 디스크의 자연 회복을 본 결과는 다음과 같았습니다.

조금 부풀어 있는 팽륜(bulging)인 경우에는 약 13%에서 디스크의 크기가 줄었으며, 돌출된 타입인 돌출(protrusion)에서는 41%, 파열된 타입인 파열(extrusion)에서는 70%, 그리고 파열되고 떨어져 나온 타입인 박리(sequestration)에서는 96%가 줄어들었다고 합니다. 특히 박리(sequestration) 타입에서는 43%, 파열(extrusion) 타입에서는 15%가 완전히 흡수되었다고 합니다.

이는 디스크의 파열 정도가 심할수록 더욱 잘 아물게 된다는 뜻이며 아마도 신생 혈관 생성과 대식세포의 적극적인 관여로 인해 흡수된 것이 아닐까 생각됩니다. 이처럼 인체의 면역 기전은 디스크를 아물게 할 수 있습니다. 단, 여기서 시사하는 점은 여전히 파열(extrusion)의 30%는 디스크가 줄어들지 않았고, 돌출(protrusion)의 59%도 줄어들지 않았으며, 팽륜(bulging)의 경우 무려 87%의 정도가 디스크가 줄어들지 않았다는 점입니다.

즉, 이는 디스크가 심할 경우에는 적극적인 통증 감소와 빠른 흡수를 위한 한의학적 치료가 필요하고, 디스크가 심하지 않더라도 낮은 흡수율을 높이기 위한 한의학적 치료가 필요하다는 것을 시사합니다.

특히, '디스크 체질'일수록 디스크의 흡수율과 통증의 감소율이 감소하므로 더욱 적극적인 치료가 필요하다고 할 수 있습니다.

후기

환갑 기념으로 히말라야에 다녀왔어요!

협착증이 무척 심한 환자분이 있었습니다. 거동이 불가능할 정도로 통증이 심해서 겨우 부축을 받아 내원하셔서 치료를 받아야 했던 분이 셨습니다.

협착증이 여러 군데에 있고 상태도 심각해서 방문한 모든 병원에서 수술 권유를 받은 분이었습니다.

제가 보기에도 워낙 통증이 심해서 환자분께 수술을 받으셔도 된다고 했지만, 환자분의 수술에 대한 거부감이 크고 치료 의지가 매우 높아서 치료를 진행했던 분입니다.

치료한 지 3개월이 지나니 혼자서도 치료를 받으러 오실 수 있게 되었고, 6개월이 지나니 혼자서 작은 산도 다니실 수 있었습니다.

협착증의 완치는 근력 강화에 있기에 통증이 다 사라진 뒤에는 꾸준한 운동을 권유했고 이에 따라 주 3회 이상 꾸준히 운동을 하셨습니다.

그리고 몇 년이 지나 환갑 기념으로 히말라야 트래킹을 다녀오셨다고 합니다. 고산병으로 트래킹 코스의 정상을 200m 남겨두고 포기하셨지만, 젊은 사람도 힘든 것을 환갑의 여성이 해냈다는 것은 그저 놀라운 뿐입니다.

비수술 전문가인 저조차도 수술을 생각했었는데, 이분은 모든 것을 극복하고 지금은 도봉산, 관악산쯤은 쉽게 오르내릴 수 있는 몸이 되셨습니다.

환자분이 하셨던 말씀이 생각납니다.

"수술했던 동창들은 지금도 등산은 꿈도 못 꾸는데 나는 히말라야를 올랐어. 친구 말만 듣고 수술했으면 어쩔 뻔했어. 원장님이 다 고쳐준 거야."

아, 보람 있는 하루입니다.

디스크 수술 없이 치료된 사례

디스크도 정도가 다 다르기 때문에 모든 분이 후유증이 생기거나 꼭 수술을 받아야 하거나 하지는 않습니다. 생각 외로 디스크가 심한 분이 적절한 치료와 본인의 노력, 거기에 더해 하늘의 도움(?)으로 의외로 빠르게 치료가 되는 경우도 있습니다.

다음 환자분이 그런 경우입니다. 이분은 40대 초반의 남자 환자분으로 심한 허리 통증과 다리 통증으로 인해서 내원하셨던 분입니다. 다행히 수술 적응증인 50% 이상의 근력 저하나 마비 증상은 없었습니다.

치료한 지 1~2달 지나니 통증이 사라졌고, 3개월 치료 후에도 통증이 증가하지 않아 모든 치료를 종료하고 운동과 자기 관리만 하셨습니다.

그리고 디스크 상태를 재검한 결과는 다음과 같습니다.

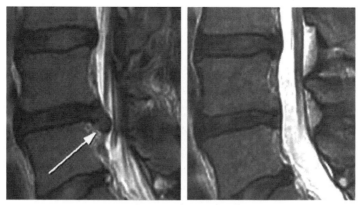

[한의학 치료 전(좌)/치료 후(우)]

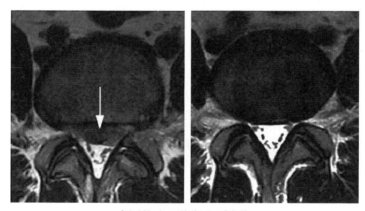

[한의학 치료 전(좌)/치료 후(우)]

저야 늘 보는 케이스지만, 환자분께는 흠칫 놀라십니다.

'반신반의했는데, 수술 안 해도 들어가네?'

항암 치료하면 암도 줄어드는데, 디스크를 간단하게 생각하면 연골에 생긴 상처인데 설마 치료가 되지 않겠습니까?

건강에 대한 고정관념도 있답니다.

믿음이 한라산을 오르게 하다

"한라산에 잘 다녀왔어요. 날씨가 좋아서 백록담도 다 보았답니다. 8시간의 산행이었는데, 아무 문제 없이 다녀왔어요. 아픈 것보다 코스가 지루한 게 문제였지요. 다 원장님 덕분이에요~"

믿음이 참 중요한 사회입니다. 세상이 흉흉해지면서 이제 언제부턴가 서로가 서로를 믿지 못하는 세상이 되는 것 같아서 안타깝습니다. 하지만 이번 일은 환자분께서 저를 믿어 주셨기에 생긴 즐거운 일입니다.

환자분께서는 예전에 협착증 치료를 받으신 70대 사장님의 배우자분이셨습니다. 금실이 좋은 부부여서 한의원 내에서도 소문이 자자했던 분들이신데 몇 개월 전, 제가 외국에 있을 때 연락이 왔습니다. 사모님께서 다리가 무척 저리고 허리도 아파서 유명한 척추 병원에 방문하셨는데 수술을 해야 하는 상태라고 했답니다.

통증이 심해서 수술을 할까 고민하다가 주변에서 수술하고 고생하는 친구들이 생각나서 망설이고 있다고 하셨습니다.

귀국 후에 환자분의 증상과 MRI 상태를 보니 수술 없이 치료해도 충분히 완쾌 가능할 상태라 치료를 시작했습니다.

환자분께서는 배우자분이 제게 협착증을 치료받고 완치되셨음에도 불구하고 국내 대형 척추 병원에서는 수술하라고 하니 많이 고민하셨던 모양입니다.

일개 한의원에서 병을 고친다는 말과 대형 척추 병원에서 수술하자는 말 중에서 누구의 말이 더 믿음이 가겠습니까? 저도 충분히 이해됩니다.

다행히 환자분께서는 제게 치료를 열심히 받기로 하고 체질에 맞춘 재생 한약과 봉침 치료, 침 치료를 받으시면서 예상보다 빠르게 상태가 호전되셨습니다.

그리고 치료 후 4개월째, 드디어 한라산 등정도 성공하셨습니다!

믿음이라는 것, 참 중요한 것 같습니다.

한방 치료는 양방 치료처럼 처음에는 당장 보이는 효과는 적을 수 있습니다. 부러진 뼈가 붙는 데도 한 달 이상 걸리는데, 연골에 해당하는 디스크가 협착증이 되고 파열된 것이 하루아침에 좋아질 수 있을까요? 상처가 아무는 데는 시간이 걸립니다.

평생 나를 지켜준 디스크와 뼈를 잘라내는 것보다 최대한 아물게 하고, 상처를 적게 남기는 치료법이 디스코 한의원의 치료 목표입니다.

협착증 수술, 안 하길 잘했어!

70대 후반의 환자분께서 오셨습니다. 과거에 무릎 수술을 받으시고 통증이 재발한 상태였고 이번에는 다리가 몹시 저려서 병원에 갔더니 협착증이 심해서 반드시 수술을 해야 한다고 했답니다.

환자분은 고령인 데다가 무릎 수술 후에 다시 아파진 경험을 했기에 수술에 대한 거부감이 크셨습니다. 자녀분께서도 고령에 수술을 받으시면 몸에 무리가 많이 갈 것 같아서 되도록 수술을 안 하고 싶다고 애기하셨습니다.

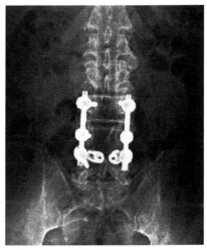

[나사 박는 수술]

많은 분이 '협착증' 하면 수술만이 유일한 치료 방법인 줄 아시지만, 협착증도 비수술적인 방법으로 좋아질 수 있습니다. 이 환자분 역시 신경관이 아주 좁아져서 누가 봐도 수술을 해야 할 것 같은 상태였지만, 재생 한약과 소음인 보약을 합방하고 디스크 체질환과 봉침만으로 일주일 만에 통증이 많이 줄어들었다고 좋아하셨습니다.

아직 6개월 동안 꾸준히 치료를 받으셔야 안정적인 생활을 할 수 있지만, 고령에도 불구하고 얼마 지나지 않아 통증이 호전되었습니다. 환자분께서 오늘 하신 말씀이 기억에 남습니다.

"수술 안 하길 열 번 잘했어!"

파열된 디스크가 제자리로 쏙 흡수되었어요

디스크가 파열되어 통증이 심하고 근력이나 감각이 마비되면 수술을 권유합니다. 하지만 수술이 척추뼈를 일부 제거하고 허리를 잡아주는 인대를 제거하며 디스크도 역시 일부 손상시킨다는 점을 아는 분은 흔치 않습니다.

수술 후 시간이 지나면서 디스크가 재발하는 이유도 바로 그 때문입니다.

인체에는 자생력이 있기 때문에 파열된 디스크도 상처가 아물듯이 아물 수 있다는 사실을 사람들은 잘 모릅니다.

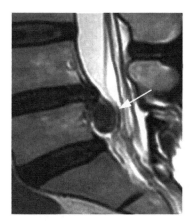

[한의학 치료 전]

L4~5 사이의 디스크가 심하게 파열된 환자가 있었습니다. 근육부족형 디스크 체질이었습니다.

환자분께 체질에 맞는 '재생 한약'을 처방한 결과 디스크가 잘 치료되었습니다.

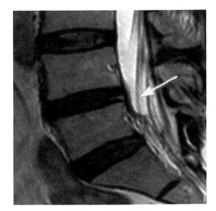

[한의학 치료 후]

치료 후 찍은 MRI 영상입니다. 보시는 바와 같이 터진 디스크가 깔끔하게 아물었습니다.

환자분은 직업 특성상 온종일 서 있어야 하고 무거운 물건을 종종 들어야 하는 악조건의 근무 상태였습니다. 그런 상황에서 이렇게 깔끔하게 회복되니 저 또한 무척 보람 있고 기쁩니다.

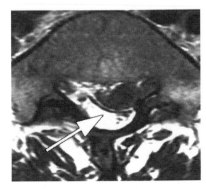

[한의학 치료 전]

치료 전의 횡단면 영상을 보면 심하게 흘러나온 수핵으로 인해 신경 줄기가 압박된 것이 보입니다. 이 정도면 마미증후군이 생겨서 응급 수술을 할 뻔했는데 환자분은 50%를 넘지 않게 감각 마비, 근력 마비 정도만 있었기에 충분히 치료 가능한 상황이었습니다.

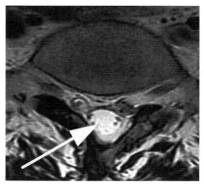

[한의학 치료 후]

치료 후에는 언제 그랬냐는 듯이 깔끔하게 아물었습니다.

한의학적 치료로 디스크를 치료하는 것은 어려운 일이 아닙니다.

한방과 양방의 힘이 결합하면 정말 큰 힘을 낼 수 있는데 의사는 한의사를 믿지 못하고 한의사는 의사를 믿지 못하는 현실이 참 안타깝습니다.

신경 성형술, 고주파 시술, 수술에도 터져서 흘러내리고 신경이 마비된 디스크가 모두 치료되었어요

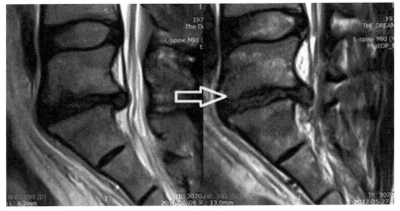

[각종 수술과 시술 뒤 재발한 디스크]

상당한 통증을 호소하시며 내원한 환자분께서는 디스크 수술, 고주파 시술, 신경 성형술을 받았지만, 디스크가 다시 터지고 말았다고 합니다. 발목과 발가락이 마비되어 힘이 쭉 빠지고 통증이 심해서 정상적인 보행이 불가능한 상태였습니다.

이렇게 반복적으로 재발하는 체질을 '디스크 체질'이라고 합니다. 이 환자분은 디스크 체질 중에서도 '골골팔십형'에 속했습니다.

환자분께 터진 디스크를 아물게 하고 손상된 신경을 재생하는 '재생 한약'을 환자분의 디스크 체질에 맞추어 처방했습니다. 아울러 디스크 흡수를 촉진하는 대식세포 작용을 활발하게 하는 봉침 치료와 침 치료를 병행했습니다. 파열이 심했기에 추나 치료는 시행하지 않았습니다.

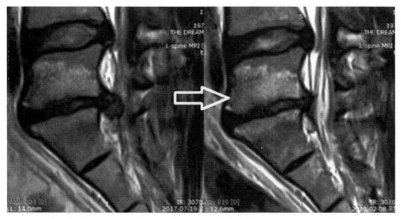

[한의학 치료로 호전 중인 디스크 파열]

디스크가 잘 아물어 가는 것이 보입니다. 완치된 뒤에는 MRI를 다시 찍지 않으셨기에 알 수 없지만, 바쁜 생활 중에도 3년 넘게 건강을 유지하시는 것으로 보아 깔끔하게 아문 것으로 판단됩니다. 경찰이라는 직업 특성상 허리가 매우 중요한데, 건강을 다시 찾아드려서 참 보람 있었습니다.

나사를 박는 수술을 받고 6년 후에 재발했어요

허리에 나사(철심)를 박는 수술을 하는 경우가 있습니다. TLIF라고도 하고 그 기법에 따라서 다양한 명칭이 있습니다. 이 수술은 후유증이 남고 시간이 지나면서 그 주위 척추의 퇴행이나 손상이 빨리 오긴 하지만, 나사를 박는 수술은 무조건 하면 안 된다는 식의 생각은 잘못된 생각입니다.

수술을 하지 않을 경우, 수술 후의 후유증이나 퇴행보다 더 큰 손실이 예상될 경우는 수술을 해야 합니다. 즉, 전방 전위증이 심해서 다리에 마비가 온 경우, 마미증후군이 온 경우가 그렇습니다.

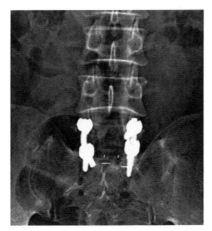

[수술 후]

이분은 50대 남자 환자분으로, 과거에 나사를 박는 수술을 받으셨습니다.

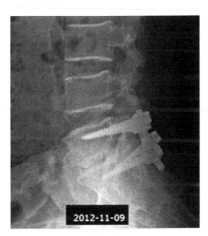

[수술 후]

그런데 작년부터 허리 통증이 심해져서 일상생활에 어려움이 크셨다고 합니다. 이런저런 치료를 받았지만, 효과는 미미했다고 합니다. 특히 지게차를 운전하셔야 했기에 허리에 더욱 피로가 쌓일 수밖에 없었습니다. 그 고통의 흔적이 최근에 찍은 엑스레이(X-ray)에도 고스란히 나타나 있었습니다.

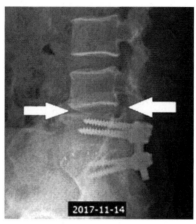

[수술 후 보상적으로 망가진 척추]

수술한 윗부분은 척추가 비틀어지고 닳았으며 손상되었습니다. 고정된 부분은 움직일 수 없으니 그 윗부분의 척추가 많이 움직였기 때문입니다.

오랜 기간 고통이 크셨으니 이제 좀 회복시켜드려야겠지요? 환자분께 가성비를 고려해 침과 봉침 치료를 권해드렸습니다. 그런데 소개해주신 지인분이 '재생 한약'을 함께 먹으라고 했다고 하셔서 겸사겸사 함께 처방해드렸습니다. 당연히 재생 한약을 함께 드시면 확실히 좋아지시죠.

일을 병행하심에도 불구하고 한 달도 채 지나지 않아 통증이 대부분 사라졌습니다. 그래도 200% 좋아지실 때까지, 정년퇴직하실 때까지 튼튼해져야 한다고 3개월간 꾸준히 더 치료받기로 하셨습니다.

이렇게 적극적으로 치료받으시면 저도 참 좋습니다. 가성비가 중요하기에 최대한 환자분들을 배려해서 치료 계획을 세우지만, 여건이 되시면 되도록 할 수 있는 치료를 다 받으시면 좋겠습니다. 제가 부담 드리는 것을 싫어해서 재생 한약이 없으면 치료가 안 될 분이 아닌 이상에는 말씀을 잘 못 드립니다.

어쨌든 큰 수술 이후에도 치료만 잘 받으면 평생 건강한 허리를 유지할 수 있습니다.

2장

신경을
재생하는
한의학

신경을 재생하는
한약의 과학적 근거

신경은 재생될까요? 네, 됩니다.

단, 뇌 신경은 아직 논란이 되고 있지만 좌골 신경과 같은 말초 신경의 자연 회복은 이미 과학적으로 밝혀졌습니다.

말초 신경의 재생 능력은 슈반 세포(Schwann cell) 덕분입니다.

말초 신경이 손상되면 손상된 신경 섬유의 재생에 필요한 단백질이 축삭돌기의 슈반 세포에서 합성되어 재생을 촉진합니다. 손상된 수초는 변화를 거쳐 다양한 종류의 대식세포에 의해 포식 및 처리가 되며, 신경 손상이 일어난 부위에 슈반 세포가 증식하며 손상 부위를 채우게 됩니다.

슈반 세포는 원형질막 표면에 유착성 분자들을 합성함으로써 재생되는 축삭의 뼈대가 되며 다양한 신경 영양 인자들을 생산하게 되어 축삭이 원래의 위치로 자라날 수 있도록 해 줍니다.

신경 손상은 영구적인 후유증을 남길 수 있습니다.

그러나 안타깝게도 신경 손상은 적절한 치료를 받지 않으면 영구적인 후유증을 남길 수 있습니다. 이는 신경 손상으로 인해 단백질, 신경 전달 물질 등의 물질 이동과 여러 가지 인자의 수송이 차단되고 신경 내 혈액 순환의 장애로 무산소증 및 부종이 초래되어 신경의 변성이 유발되기 때문입니다.

그렇다면 한방 치료는 신경 재생에 얼마나 영향을 미칠까요?

한방 치료의 신경 재생에 관한 연구는 이미 전 세계적으로 많이 이루어져 있으며, 한약, 전침, 약침, 뜸 치료 등에서 모두 신경 재생에 효과적인 것으로 보고되어 있습니다.

The Journal of International Medical Research
2012; 40: 1715 – 1724

Beneficial Effects of the Herbal Medicine Di Huang Yin Zi in Patients with Spinal Cord Injury: a Randomized, Placebo-controlled Clinical Study

YL Li[1], LT Li[2], M Yu[2], YZ Wang[1], HY Ge[3] AND CQ Song[2]

[1]Second Affiliated Hospital of Shandong University, Jinan, China; [2]Shandong Medical College, Jinan, China; [3]Laboratory for Experimental Pain Research, Centre for Sensory-Motor Interaction, Department of Health Science and Technology, Aalborg University, Aalborg, Denmark

OBJECTIVE: This study investigated the safety and therapeutic efficacy of Di Huang Yin Zi (DHYZ), a traditional Chinese decoction used to treat neurological disorders, in spinal cord injury (SCI). METHODS: In this double- assessed before treatment and at 4-week intervals. RESULTS: Significantly more patients in the DHYZ group showed an improved ASIA impairment grade during the treatment period (32.1%) compared with the placebo group (10.7%) and scores

특히 한약 치료에서는 괄목할 만한 연구가 진행되어 있으며 그 결과는 다음과 같습니다.

2012년에 『The Journal of International Medical Research』라는 저널에 실린 「Beneficial Effects of the Herbal Medicine Di Huang Yin

Zi in Patients with Spinal Cord Injury: a Randomized, Placebo-controlled Clinical Study」라는 논문의 내용입니다.

척수 손상 환자군에게 지황음자라는 복합 한약을 투약하고 플라시보군과 비교했을 때, 복용 8~12주부터 감각 기능과 운동 기능 및 일상생활 기능 개선의 차이가 있었다는 논문입니다.

한약은 신경 기능 회복에 큰 영향을 미친다.

그럼 한약은 신경 재생에 직접적으로 어떤 영향을 주고 있을까요?

Effects of *Haein-tang(Hairen-tang)* Extract on Functional Recovery in Sciatic Nerve and c-Fos Expression in the Brain after Crushed Sciatic Nerve Injury in Rats

Young-Joon Eun, O.M.D., Yun-Kyung Song, O.M.D., Hyung-Ho Lim, O.M.D.

Dept. of Oriental Rehabilitation Medicine, College of Oriental Medicine, Kyung-Won University

Objectives :
Peripheral nerve injuries are commonly encountered clinical problems and often result in severe functional deficits. The purpose of this study was to evaluate the effects of Haein-tang(Hairen-tang) extract on functional recovery and pain release in the sciatic nerve after crushed sciatic nerve injury in rats.

Methods :
1. Sciatic functional index(SFI) were performed on functional recovery.
2. c-Fos immunohistochemistry were performed on c-Fos expressions in the paraventricular nucleus(PVN) and ventrolateral periaqueductal gray(vlPAG).
3. Neurofilament immunohistochemistry were performed on neurofilament regeneration.
4. Western blot were performed on brain-derived neurotrophic factor(BDNF) and nerve growth factor(NGF) expression.

Results :
1. Haein-tang(Hairen-tang) extract significantly enhanced the SFI value in the sciatic nerve injury and 100 mg/kg, 200 mg/kg Haein-tang(Hairen-tang)-treated group.
2. Haein-tang(Hairen-tang) extract significantly suppressed the sciatic nerve injury-induced increment of c-Fos expressions in the PVN and vlPAG in the sciatic nerve injury and 100 mg/kg, 200 mg/kg Haein-tang(Hairen-tang)-treated group.
3. Haein-tang(Hairen-tang) extract significantly increased neurofilament expression in the sciatic nerve injury and 50 mg/kg, 100 mg/kg, 200 mg/kg Haein-tang(Hairen-tang)-treated group.
4. Haein-tang(Hairen-tang) extract significantly controlled the sciatic nerve injury-induced increment of BDNF and NGF expressions in the sciatic nerve injury and 100 mg/kg, 200 mg/kg Haein-tang(Hairen-tang)-treated group.

Conclusions :
These results suggest that Haein-tang(Hairen-tang) treatment after sciatic nerve injury is effective for the functional recovery by enhancing of axonal regeneration and suppressing of pain.

2011년 『한방 재활의학과 학회지』에 실린 「Effects of Haein-tang(Hairen-tang) Extract on Functional Recovery in Sciatic Nerve and c-Fos Expression in the Brain after Crushed Sciatic Nerve

Injury in Rats」라는 논문에 따르면 좌골 신경을 압박 손상시킨 후 구척, 우슬, 해동피 등의 복합 한약을 투여한 결과, 한약을 투여하지 않은 군에 비해 유의하게 신경 필라멘트(neuro filament)가 증가하는 것이 밝혀졌습니다.

한약은 신경 재생에 직접 영향을 미친다.

Growth Promoting Effects of Oriental Medicinal Drugs on Sciatic Nerve Regeneration in the Rat

Hyun Kyung Jo, Uk Namgung[1], In Chan Seol, Yoon Sik Kim[*]

Department of Internal Medicine, 1:Department of Neurophysiology, College of Oriental medicine, Daejeon University

Oriental medicinal drugs have a broad spectrum of clinical use for the cure of nervous system diseases including brain ischemic damages or neuropathies. Yet, specific drugs or drug components used in the oriental medicine in relation to nerve fiber regeneration are not known. In the present study, possible growth promoting effects of oriental medicinal drugs were investigated in the injured sciatic nerve system in the rat. By immunofluorescence staining, we found that Jahageo (JHG, Hominis placenta) increased induction levels of axonal growth associated protein GAP-43 in the rat sciatic nerve. Small growth promoting activity was found in Golsebo (GSB, Drynariae rhizoma) and Baikhasuo (BHSO, Polygoni multiflori radix) drugs. JHG also increased cell cycle protein Cdc2 levels in the injured area of the sciatic nerves. Immunofluorescence staining indicated that induced Cdc2 protein was mostly localized in

한편, 2005년 『동의 생리 병리학회지』에 실린 「Growth promoting effects of oriental medicinal drugs on sciatic nerve regeneration in the rat」이라는 논문에 따르면 자하거, 골쇄보 그리고 백하수오가 슈반 세포를 도와 축삭의 재생을 촉진하고 그 결과 신경을 재생하고 있음을 확인할 수 있었습니다. 특히 자하거의 효과가 가장 우수함이 실험으로 입증되었습니다.

이렇듯 한의학적 치료, 특히 한약은 신경의 자연 회복을 증가시키고 직접적으로 신경 재생에 관여하고 있음을 과학적으로 증명했습니다. 임상적으로는 안면 신경 마비, 요골 신경 마비, 척수 신경 마비 그리고 디스크나 협착증으로 인해 생긴 하지 저림이나 감각 또는 운동 신경 마비에 한약이 효과가 있음을 흔히 볼 수 있습니다.

탈출한 디스크를 흡수하고 손상된 신경을 재생하는 한의학은 신경 손상의 치료에 적극적으로 활용할 필요가 있습니다.

침 치료가 신경을 재생한다는 과학적 근거

디스크가 탈출하면 신경을 자극하거나 손상시켜 통증이나 마비를 일으키게 됩니다. 한약 치료가 디스크와 신경을 재생하는 효과가 탁월하다는 것은 이미 과학적으로 입증되었습니다. 그렇다면 침 치료 역시 신경 재생에 효과적일까요?

침 치료의 신경 재생 효과는 이미 전 세계적으로 수많은 논문에 의해서 입증된 바 있습니다.

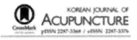

KOREAN JOURNAL OF
ACUPUNCTURE
pISSN 2287-3368 / eISSN 2287-3376

REVIEW ARTICLE
Korean Journal of Acupuncture
Vol.31, No.4, pp.147-157, 2014
http://dx.doi.org/10.14406/acu.2014.026

침 치료가 신경 재생 및 회복에 미치는 영향에 대한 연구 동향: PubMed를 중심으로

양미성 · 김선종 · 최진봉

동신대학교 한의과대학 한방재활의학과

Current Research Trend on Acupuncture Treatment for Nerve Regeneration and Recovery: Based on the Data of PubMed

Mi-sung Yang, Sun-jong Kim, Jin-bong Choi

Department of Oriental Rehabilitation Medicine, Dongshin University Oriental Medicine

Objectives : The purpose of this study is to explore the current research trend on acupuncture treatment for nerve regeneration and recovery effect. **Methods :** We investigated the researches so far, on acupuncture treatment for the nerve regeneration and recovery via searching Pubmed from 2005 up to October 2014. Data were extracted from the included studies regarding the authors, countries, type of nerve injury, type of acupuncture, treatment period, acupuncture points, assessment tool and results. **Results and Conclusions :** Twenty-four research papers were included in the review. Outcomes were measured by immunohistochemical results, motor behavior scores, and electrophysiological results. All but one study favored acupuncture and electroacupuncture treatment for nerve regeneration and recovery regardless of type of nerve injury and acupuncture modality. Acupuncture treatment may have a potential for nerve regeneration and recovery and further research is required.

Key words : Acupuncture, Nerve recovery, Nerve regeneration, Neurotrophins, Pubmed

2014년경에 『Korean Journal of Acupuncture』라는 저널에 실린 「Current Research Trend on Acupuncture Treatment for Nerve Regeneration and Recovery: Based on the Data of PubMed」라는 논문을 보면, 2005년부터 2014년까지 펍메드(Pubmed)에 보고된 침 치료와 신경 재생 관련 논문 중 24편의 논문을 분석한 결과는 다음과 같습니다.

침이나 전침의 자극은 신경 성장 인자인 NGF, NT-3, BDNF, GDNF와 trkB, BDNF mRNA, GDNF mRNA 발현을 증가시켰고 cAMP level, 5-HT positive, CGRP positive 신경 섬유 숫자를 증가시켜 손상된 조직의 새로운 수초 생성을 증가시켰습니다. 또한, 침 치료는 ANXA5와 CRMP2 단백질을 증가시키고 GFAP와 CSPGs 단백질 발현은 억제하여 축삭의 재생은 돕고 퇴화는 방지하는 작용을 했습니다.

뇌세포에 있어서는 뇌세포의 자연사에 관련된 Bcl-2를 증가시키고 Bax 발현을 억제하여 해마와 전두엽의 손상을 줄이는 작용을 했고, axin을 줄이고 β-catenin을 증가시켜 뇌의 신경학적인 부종을 감소시켜 신경 세포 재생에 도움을 주었습니다.

결론적으로 말하면, 침 치료가 다양한 조직화학적인 측면 및 전기 생리적, 운동 행동학적인 부문에서 긍정적인 반응을 일으키고 부작용 또한 없다는 결과를 통해 침 치료가 신경 재생에 많은 역할을 한다는 것을 알 수 있습니다.

신경 재생 분야의
한의학 박사

보통 디스크 환자분이 처음 오시면 가장 많이 하는 질문 중의 하나가 "한약으로 디스크가 치료되나요?"입니다.

모든 한약이 디스크를 치료할 수 있는 것은 아닙니다. 십전대보탕, 쌍화탕 등과 같은 보약은 아무래도 디스크를 치료하는 것보다는 몸보신을 하는 데 쓰이겠죠.

쉽게 이해하도록 말씀드리면, 약국에서 약을 사 먹을 때도 감기약, 위장약, 두통약 등 다양한 약이 있듯이, 한약에도 종류가 무척 많습니다.

제가 이번에 쓴 박사 논문은 그중에서도 디스크나 협착증 환자가 많이 겪는 신경통의 원인인 신경 손상의 재생에 관한 논문입니다. 물론 이를 치료하는 한약으로 실험을 진행했습니다.

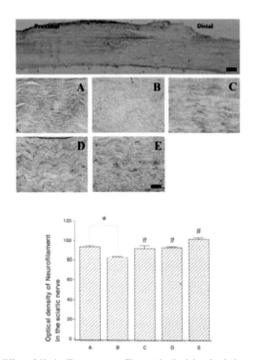

Fig 6. Effect of Haein-Tang on neurofilament in the injured sciatic nerve.

한약을 투여하면 손상된 신경이 재생됨을 알 수 있습니다(C, D, E). 그러나 한약을 투여하지 않은 군(B)은 신경의 재생이 미미했습니다.

이외에 제 논문에는 신경 영양 인자인 NGF, BDNF와 통증에 관한 지표인 뇌의 c-Fos 단백 발현에 대한 실험들을 진행하였고, 신경 기능 회복에 대해서는 쥐를 통한 보행 검사를 했습니다. 결과적으로 디스크 치료용 한약은 손상된 신경을 재생한다는 사실을 알 수 있었습니다.

신경 재생도
반드시 체질을 감안해야 합니다

   신경은 초기에 잘 치료해야 치료 기간을 단축하고 후유증을 최소화할 수 있습니다.

   뇌 신경의 재생 여부는 지금도 논란의 중심에 있지만, 말초 신경이 재생된다는 사실은 이미 입증된 사실입니다. 저 역시 2001년부터 지금까지 온갖 신경 손상 환자를 치료해 오면서 한의학적 치료의 장점을 많이 보고 느꼈습니다.

   마비된 신경을 재생하는 데 있어서 한의학적 치료는 큰 도움이 됩니다. 다만 단순히 보약을 먹고 혈액 순환이 되는 한약을 먹는다고 해서 재생이 잘되는 것은 아닙니다. 반드시 과학적 근거를 바탕으로 처방해야 합니다.

   단, 체질을 바탕으로 한 전통 한의학적 관점도 중요합니다. 한의학의 큰 장점인 체질은 환자로 하여금 최상의 컨디션을 만들어 주고 이를 통해 자연 회복력을 극대화할 수 있습니다.

과학적 근거를 둔 신경 재생 한약

+

전통 한의학에 근거를 둔 체질 한약

   이 두 가지가 힘을 합치면 손상된 신경을 재생하는 데 있어서 가장 완벽한 치료가 탄생하게 됩니다.

후기

7층에서 추락, 척수 손상에 의한 하반신 마비
- 이제는 두 발로 걸을 수 있어요

7층에서 추락하면서 척추가 골절된 20대 초반의 환자분이 있었습니다. 하반신의 마비와 통증 그리고 대소변 마비로 인해 고통받은 지 한 달이 지난 상태였습니다. 병원에서도 특별히 더 해 줄 것이 없고 입원 기간도 끝나 가서 재활 병원으로 옮겨야 할 상황이었습니다.

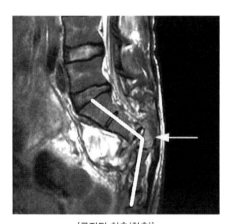

[골절된 척추(천추)]

환자분의 보호자분들이 저희 한의원의 블로그를 보시고 내원하셨습니다. 과거에 5층에서 추락한 사고로 하반신 마비가 된 환자가 치료된 이야기를 보고 내원하셨습니다.

손상된 위치도 같고 떨어진 높이도 비슷했으며 사고가 난 나이도 비슷하니, 마치 누가 아드님의 상황을 그대로 쓴 것처럼 느껴지셨다고 합니다. 5층에서 추락한 학생은 사고 2개월 만에 내원했는데, 이 학생은 한 달 만에 내원했다는 점이 달랐습니다.

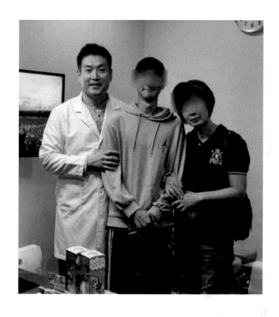

척수 손상은 대부분 심한 후유증을 남기기에 저 역시 하반신 마비가 회복될 것이라 말씀드릴 수는 없었습니다. 하지만 척수 손상 후 자연 회복된 케이스도 적지 않게 보고되고 있고 한의학의 도움을 받는다면 조금이라도 더 가능성을 높일 수 있을 것이기에 치료를 시작했습니다.

한약을 복용하고 3개월이 지난 지금은 그 어느 것도 의지하지 않고 스스로 두 발로 정상적으로 걷고 대소변도 정상적으로 해결할 수 있게 되었습니다.

환자분도, 보호자분도 기적 같은 일에 너무나 기뻐하시고 저 역시 너무 기쁩니다. 더욱이 환자분의 자연 회복에 신경 재생 한약이 큰 역할을 했기에 더욱 보람 있고 기뻤습니다.

목 디스크로 인한 척수증(myelopathy)이 모두 나았어요

척수증이 발생하면 수술을 하더라도 개선이 잘 되지 않습니다. 병원에서는 1년 정도 기다려 보라고 하지만, 1년이 지나도 개선이 별로 이루어지지 않은 경우가 많습니다. 물론 한방 치료도 일반적인 디스크나 협착증보다 훨씬 예후가 좋지 않습니다. 그런데 다음의 환자분은 척수증의 좋은 치료 사례라 소개해드립니다.

환자분은 저희 한의원을 내원하기 약 3개월 전에 C5~6번의 디스크로 손가락의 저림이 나타났다고 합니다. 그런데 병원에서 시술을 받을수록 증상이 심해지다가 결국 다리의 힘이 빠지기 시작했고 이 증상은 시술을 받을수록 더욱 심해졌다고 합니다. 환자분은 총 6회의 시술을 받았다고 합니다.

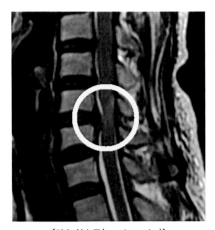

[경추 척수증(myelopathy)]

척수증은 자연 회복이 무척 어렵습니다. 초기에 최대한 빨리 치료하지 못하면 영구 장애로 남을 가능성이 큽니다.

병원에서도 수술할 만큼 디스크가 심한 것도 아니고 수술한다고 하더라도 척수증의 호전 여부는 장담할 수는 없다고 말했다 합니다.

다행히 환자분께서는 한의학에 대한 신뢰감이 있으셨기에 '신경 재생 한약'을 적극적으로 처방할 수 있었고 가족들의 응원 속에 꾸준히 치료받아서 한 달이 막 지났음에도 불구하고 다리의 힘이 대부분 돌아오고 손 저림도 눈에 띄게 좋아졌습니다. 그리고 두 달이 채 되지 않아 모든 증상이 완치되었습니다.

차일피일 미루다 1~2년 정도 지나서 오시면 저로서도 치료를 장담하기 어렵습니다. 그리고 모든 환자분을 100% 다 치료할 수 있는 것은 아닙니다. 하지만 최대한 신속하게 치료를 받는다면 모두에게 이 환자분과 같은 희망이 있습니다.

발목이 마비되어 휠체어를 타고 왔었는데…

이달 초, 중년의 여성 환자분이 내원하셨습니다. 환자분은 약 2주 전에 협착증 진단을 받고 수술을 권유받으셨으나 과거의 암 수술로 인해 수술에 대한 강한 거부감이 생겨서 수술을 기부히 셨다고 합니다. 하지만 우측 발목의 힘이 현저하게 떨어진 상태라 보행이 불가능한 상태였고 통증 또한 심해서 부축을 받아도 걷기 힘든 상황이었습니다.

MRI 검사 결과를 보아하니 디스크가 파열되어 신경을 많이 누르고 있어서 협착증과 흡사한 증상이 생긴 상태였습니다.

검사받은 병원에서 2주간 입원 치료를 했지만, 차도가 없었고 통증은 점점 더 심해지고 있었으며, 근력 또한 더 떨어지고 있기에 부랴부랴 주변의 소개를 받고 오신 모양이었습니다.

집에서 거리가 멀어 주 1회 치료를 받고, 체질에 맞는 '재생 한약'을 중심으로 치료받기로 하셨습니다.

3주가 지나 현재는 휠체어 없이 스스로 화장실도 잘 가시고 발목의 힘도 거의 돌아왔으며 통증도 많이 사라진 상태입니다. 이제 환자분도, 보호자분도 안심이 되셨는지 잘 웃으십니다.

그리고 이분은 7년이 지난 현재도 건강하게 재발 없이 잘 지내고 계십니다.

디스크 파열과 마미증후군, 수술 없이 치료되었어요

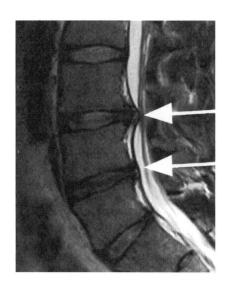

한의학의 디스크, 협착증 치료의 핵심은 '근본 치료'입니다. 염증을 치료하거나 통증을 경감시키는 것은 수술이나 시술로도 효과를 볼 수 있습니다. 하지만 디스크를 재생하고, 신경을 재생하는 근본 치료는 한의학의 커다란 장점입니다.

마미증후군이 나타나면 보통 수술을 합니다. 저 역시 마미증후군이 나타나면 수술을 권장합니다. 큰 장애가 남을 수 있기에 수술을 하는 것입니다. 하지만 이 환자분은 마미증후군임에도 수술 없이 치료되었기에 그 사례를 말씀드립니다.

20대 후반의 남성이 오셨는데, 하지 저림은 물론이고 하지 무력 및 항문 주위 감각이 떨어짐을 호소하고 있었습니다. L4~5 부위도 파열이 심한데 특히 신경을 중앙에서 많이 압박하는 상황이었습니다.

환자분께 수술의 필요성을 말씀드렸더니 환자분 역시 이미 병원에서 수술 진단을 받으셨다고 합니다. 그러나 수술을 해도 감각이나 근력 저하가 돌아오지 못할 수 있다고 하여 내원하셨다고 합니다.

아직 젊고 디스크가 증상에 비해 심하지 않으며, 근력 저하도 심하지 않기에 환자분께 '재생 한약'을 처방하고 침 치료와 봉침 치료를 시작했습니다. 추나 치료는 시행하지 않았습니다.

처방을 하고 2주 정도 지나니 근력과 감각에 눈에 띌 정도의 회복이 있었습니다. 재생 한약 복용 후에 한 달 이상 지나면서 증상은 대부분 소실되었습니다. 예상보다 빠른 회복에 놀랐습니다.

하지만 완전한 회복을 위해 총 6개월간 처방했으며 그 이후로 증상은 더 이상 보이지 않았습니다.

MRI를 다시 촬영하여 회복된 정도를 보아야 하지만, 환자분은 비용에 대한 부담으로 아쉽게도 거기까지 진행하진 못했습니다. 아마도 잘 흡수되었을 것입니다.

단, 모든 마미증후군 환자를 치료할 수 있는 것은 아닙니다. 저 역시 마미증후군은 수술을 우선으로 권장하고 수술 이후에 마비를 회복시키기 위한 재생 한약 복용을 권장합니다.

근력이 떨어지고 아파서 수술을 권유받았었는데!

중년의 부부가 오셨습니다. 어머님께서는 힘겹게 지팡이를 짚고 고통스러운 표정으로 내원하셨습니다. 두 군데의 협착증이 있으셨고, 통증이 심할 뿐만 아니라 발목과 발가락을 들어 올리는 근력이 떨어져서 무척 힘들어하시는 모습이었습니다.

대학 병원에서는 당연히 수술을 권유받으셨고, 수술에 대한 강한 거부감에 다른 병원에서 신경 성형술도 한 차례 받은 상태였습니다. 하지만 효과가 미미하였기에 지푸라기라도 잡는 심정으로 주변의 소개를 받아서 제게 오셨습니다.

하지만 환자분께서는 대학 병원에서도, 척추 전문 병원에서도 수술을 강력하게 권유받았는데 과연 여기서 고칠 수 있을지 의심이 계속 드셨나 봅니다.

그 입장이라면 저라도 그럴 것 같습니다. 환자분께도 이해한다고 말씀드리고 결정은 본인의 몫으로 남겨 두었습니다.

환자분은 속는 셈(?) 치고 치료를 받기 시작하셨고 한 달 정도 꾸준히 다니셨습니다.

재생 한약과 봉약침과 침 치료를 병행했습니다.

그렇게 상태가 호전되던 중에 내원을 중단하셨는데 알고 보니 간병을 해야 할 분이 계셔서 24시간 내내 간병을 하면서 내원을 못 하셨다고 합니다. 물론 남은 한약을 먹고 근력도 다 돌아오고 통증도 거의 없어지셨다 합니다.

디스코 한의원은 손상된 디스크와 신경을 재생하는 데 초점을 맞춥니다. 디스크와 신경을 재생하면 염증이 생길 일도 없고, 수술할 디스크도 아물게 됩니다.

다만, 저도 "수술을 꼭 해야 합니다!"라고 말씀드리는 분도 있다는 것은 아셔야 합니다. 저는 한의사이지, 마법사는 아니니까요.

전방 전위증, 협착증 수술 없이 나았어요

"병원에서는 이제 수술밖에 방법이 없다고 했어요."

요추 전방 전위증과 척추관 협착증을 진단받은 60대 후반의 어머님이 오셨습니다.

기존 환자분의 소개로 내원하셨지만, 표정을 보니 내심 '큰 병원에서도 못 고쳤는데, 설마 여기서?' 하는 표정이셨습니다. 다행히 제게 치료받고 완치된 분들의 친구분이셨기에 치료를 받기 시작하셨습니다.

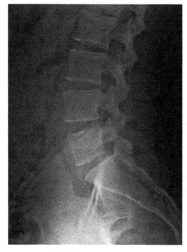

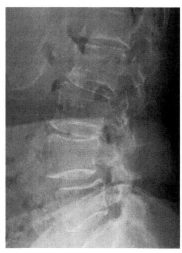

[정상인의 엑스레이]　　　　　[척추 분리증과 척추 전방 전위증이
　　　　　　　　　　　　　　　발병한 환자의 엑스레이]

척추는 전후좌우로 모두 비틀어지고 전방 전위증까지 있었습니다. 엑스레이만 봐도 한눈에 얼마나 상태가 좋지 않은지 알 수 있었습니다. MRI상에도 멀쩡한 디스크가 하나도 없었고 모두 퇴행화되고 돌출되어 있었으며 협착되어 있었습니다. 척추뼈의 퇴행도 무척 심했습니다. 어디 하나만 치료한다고 해서 해결될 몸이 아니었습니다.

첫째, 전형적인 근육부족형, 골골팔십형 디스크 체질.
둘째, 사상 체질로는 소음인.

특히 근육부족형, 골골팔십형 디스크 체질에 소음인 체질은 재생 한약과 함께 체질에 맞는 보약 처방을 꼭 함께 넣어야 합니다. 스스로 나을 수 있는 능력, 즉 회복력이 없기에 아무리 좋은 재생 한약을 써도 효과가 부족합니다. 당연히 전에 다니셨던 병원에서 신경 성형술, 신경 차단술을 받아도 반응이 없으셨습니다. 이런 분은 수술받으셔도 후유증이 크거나 재발이 쉽습니다.

그리고 지금은 어떻게 되셨냐고요? 약 6개월간 재생 한약을 드셨고, 지금은 통증 없이 건강한 생활을 하고 계십니다. 제게 치료받기 전까지 1~2년 동안 여러 병원을 전전하셨지만, 돈은 돈대로 쓰고 몸만 힘드셨지요.

중년의 협착증, 전방 전위증 환자분은 단순한 치료로는 어렵습니다. 나이가 들면 회복력도 떨어집니다. 재생 한약과 함께 반드시 체질을 살펴서 치료해야 완치할 수 있습니다.

제2부

디스크 체질

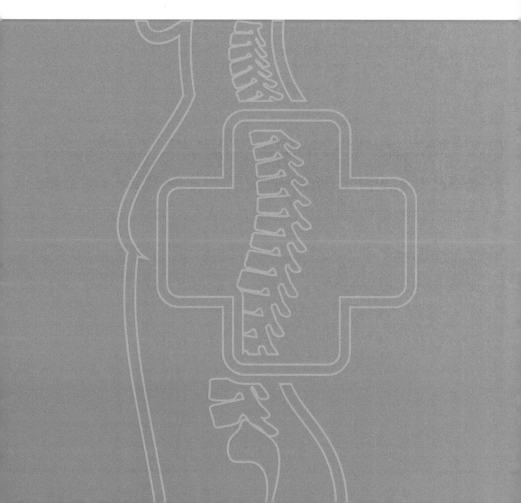

3장

알면 낫고
모르면 고생하는
'디스크 체질'

과학적 근거와
전통적 가치를 계승하는
현대 한의학의 디스크 치료

저는 그동안 '디스크, 협착증 전문' 한의사로서 최고의 실력을 갖추기 위해서 많은 노력을 했습니다. 한의사로서는 드물게 인턴과 레지던트 과정을 거치며 전국에서 약 1.6%만 자격을 가지고 있는 한방 재활의학과 전문의를 취득하였고 한약의 신경 재생 촉진 효과에 대해 한의학 박사 학위를 받았습니다. 또한, 한의대 추나 교과서 저자로서, 2001년부터 현재까지 약 20만 명의 척추 환자, 신경 마비 환자를 진료하고 있습니다.

'디스크' 하면 가장 기본적으로 참고하는 것이 『동의보감』의 10종 요통입니다. 이는 요통의 원인을 10가지로 분류해서 치료하는 것으로써 퇴행성 디스크, 협착증, 추간판 탈출증, 척추 전방 전위증 등을 포괄한 개념입니다. 또한, 『동의보감』에서는 디스크나 협착증으로 인해 팔다리가 저린 증상은 비증(痺證), 위증(痿證), 풍증(風證) 등의 범주로 분류하여 치료합니다.

하지만 환자들을 치료하다 보면 그것만으로는 디스크와 협착증의 치료에 한계가 있을 때가 많습니다. 그래서 현대에 와서 과학을 바탕으로 하여 디스크와 협착증을 치료하는 한약을 만든 것이 바로 '재생 한약'입니다. 재생 한약은 손상된 디스크와 신경을 재생하고 염증을 감소시키는 효과가 있어서 디스크나 협착증의 자연 회복을 돕고 저림과 마비 등이 자연 회복되도록 돕습니다. '재생 한약'을 통해 척추 질환의 치료율이 높아졌고 기존 한의학으로는 한계가 있었던 환자들도 하나둘씩 치료가 이루어졌습니다.

그런데 오랜 시간 동안 치료를 하다 보니 이런 '재생 한약'에 빠르게 회복되는 사람이 있고, 그렇지 않은 사람도 있다는 것을 발견하게 되었습니다. 일반적으로 건강하고 튼튼한 분들은 재생 한약만으로도 쉽게 치료가 되지만, 몇몇 유형의 사람들은 치료가 더디거나 효과가 없는 경우를 발견하게 되었습니다. 저는 그런 환자분들을 오랫동안 다양한 각도에서 분석하게 되었고 그 결과 기존의 한방, 양방 치료로는 한계가 있는 '디스크 체질'이 있음을 발견하게 됩니다.

남들과 똑같이 일하는데,
왜 나만 디스크? 그럼 난 디스크 체질?

"선생님, 사무실에는 저 말고도 십여 명의 직원들이 있어요. 똑같이 야근하고 사는데, 왜 저만 디스크에 걸린 걸까요?"

이런 질문을 받을 때가 있습니다. 평생 허리를 쓰고 산 분들이야 디스크나 협착증이 생겨도 '일 때문에 그렇겠지…'라고 생각하지만, 20~30대 환자분들은 동료들은 멀쩡한데 자신만 이런 고통을 겪는 것을 억울해합니다. 나쁜 자세를 하거나 운동하지 않는 것은 직장 동료들도 마찬가지일 텐데 말입니다.

그렇다면 왜 디스크가 온 것일까요? 과연 디스크가 잘 오는 체질이 있을까요? 그런 체질적인 영향으로 디스크가 온 것일까요?

결론부터 말씀드리면, 디스크 체질이라는 것은 있습니다.

첫째, 면역력과 회복력이 떨어져서 아픈 '골골팔십형' 디스크 체질.
둘째, 연하고 가동성이 큰 척추와 관절 때문에 아픈 '평발관절형' 디스크 체질.
셋째, 부족한 근육으로 인해 척추에 무리가 가서 아픈 '근육부족형' 디스크 체질.
넷째, 잘못된 식생활과 스트레스로 스스로 몸을 파괴해서 아픈 '활성산소형' 디스크 체질.

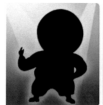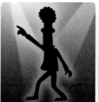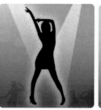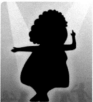

[네 가지 디스크 체질]

이 네 가지 디스크 체질을 발견한 이후로 치료율이 급격히 상승했습니다. 단순히 '재생 한약'만 처방한 환자에 비해서 '디스크 체질'에 맞는 처방을 가미한 환자분들이 빠르게 치료되는 것을 발견하게 된 것입니다.

또한, '디스크 체질'에 맞춰서 가미한 처방은 환자 개개인의 '사상 체질'에 맞춰서 처방하는 것이기에 환자분들이 평소에 가지고 있던 고질병이나 질환이 치료되는 경험을 하기도 합니다.

디스크가 고쳐지면서 비염이 낫기도 하고, 디스크가 고쳐지면서 임신이 되기도 하며, 협착증이 고쳐지면서 갱년기 증상이 개선되기도 합니다.

그 결과 양방의 수술적 치료, 비수술적인 치료에도 불구하고 호전이 되지 않던 환자분들이나 치료 후유증이나 재발로 인해 고통받던 분들에게 희망이 생겼습니다.

저도 한의학의 발전에 일조하는 것 같아서 참 좋습니다.

'한 우물만 파길 잘했어!'

수술받아도 아프고,
시술받아도 아픈 이유가 뭘까?

　저희 한의원으로 내원하시는 디스크나 협착증 환자의 대부분은 이미 수술을 받으셨거나 시술을 받고 오신 분들입니다.

　수술은 디스크를 건강하게 하거나 치료해 주는 것이 아니고 디스크를 일부 제거하거나 디스크 주변의 뼈를 제거해서 구멍을 넓혀 주는 것입니다. 원인이 되는 디스크를 일부 제거하거나 디스크는 놔두고 주변의 뼈를 제거하니 척추는 기능의 일부를 잃게 되기에 더욱 약해져서 수술 후 퇴행성 변화가 빨라지거나 다시 통증이 생기게 된다는 단점이 있습니다.

　비수술 요법은 요즘 많이 하는 요법인데, 고주파, 레이저 등으로 성형술을 한다고 하지만 아직까지는 스테로이드와 마취제로 통증을 감추거나 염증을 줄여 주는 데 국한되는 경우가 많습니다. 이 또한 대증치료에 불과하기에 시간이 흐르면 다시 통증이 생기게 되는 것입니다.

　디스크나 협착증은 무엇일까요? 갑자기 하늘에서 뚝 떨어진 병일까요?

　아닙니다. 우리가 평생 몸을 쓰면서 서서히 척추가 노화되어 가다가 어느 시점에서 무리가 되면서 상처가 나고 염증이 생긴 것입니다.

　우리가 나이가 들수록 몸이 약해지고 면역력도 떨어지듯이, 척추의 자생력이 떨어지고 약해져서 생기는 병이 디스크와 협착증입니다.

그렇다면 자생력을 키워 주고 강하게 만들어 주면 디스크와 협착증도 좋아질까요?

맞습니다. 물론 반드시 수술을 해야 할 상황도 있지만, 대부분의 환자는 손상되거나 노화된 디스크와 신경을 재생시켜 주고 환자의 체질을 건강하게 만들어 드리면 낫습니다.

단, 시간이 필요할 뿐입니다. 짧으면 3개월, 길면 6개월이 넘게 걸리지만, 체질과 체형을 개선하고, 손상된 디스크와 신경을 재생시키면 잘 낫지 않던 협착증도 디스크도 언제 그랬냐는 듯이 좋아지게 됩니다.

시술도, 수술도 소용없는
디스크 체질

디스크 탈출 상태에서 아무 치료도 하지 않았을 때, 그리고 물리 치료나 주사와 같은 보존 치료를 했을 때의 자연 흡수율은 1년을 기준으로 약 60~70%입니다.

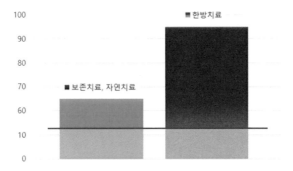

자연 흡수가 되지 않는 경우는 전체 디스크 탈출 환자의 30~40%에 해당합니다.

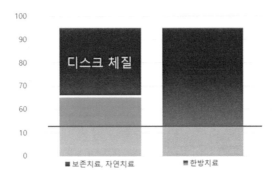

이처럼 자연 회복이 잘 되지 않는 환자, 또는 시술 또는 수술로도 호전이 없는 체질을 가리켜 저는 '디스크 체질'이라고 합니다. 한의학 치료는 이러한 디스크 체질을 개선하여 디스크의 자연 흡수를 극대화합니다.

특히 저는 디스크 체질을 골골팔십형, 근육부족형, 평발관절형, 활성산소형의 네 가지로 분류합니다.

디스크 체질에 관해서
자세히 알아봅시다

'디스크 체질'이란 무엇일까요?

사상 체질은 어디선가 들어봤지만, 디스크 체질은 생소하지요?

디스크나 협착증의 원인은 매우 다양합니다. 하지만 저는 오랫동안 디스크 환자를 보면서 환자마다 독특한 특징이 있다는 것을 발견했습니다. 이를 정리한 것이 '디스크 체질'입니다.

그럼 간단히 설명해 보겠습니다.

1. 활성산소형 디스크 체질

혹시 술을 좋아하시나요? 아니면 최근에 큰 스트레스를 받고 계신가요? 평소에 기름진 음식과 야식을 즐기는 등 식습관이 좋지 않으신가요? 활성산소형은 몸에 독소가 많아서 염증과 조직의 상처를 쉽게 유발하는 특징을 가졌습니다

활성산소형 디스크 체질은 식습관과 생활 습관이 좋지 않고, 염증 반응이 심하기에 통증이 상대적으로 심한 편입니다. 다음에 열거한 7가지 항목 중에서 3가지 이상 포함되면 '활성산소형' 디스크 체질입니다.

① 식습관이 좋지 않다.

② 스트레스를 많이 받는다.

③ 입술이 검붉다.

④ 복부 비만이다.

⑤ 다크서클이 있다.

⑥ 염증이나 종기가 자주 생긴다.

⑦ 콜레스테롤 또는 중성 지방이 높다.

활성산소형은 일반적으로 체격이 좋고, 체력도 좋은 편입니다. 그래서 몸이 버티다가 디스크가 파열되거나 협착증이 심해지고 나서야 병원을 찾는 경우가 많습니다. 활성산소형이 대개 디스크가 파열되어서 오는 이유는 이런 이유 때문입니다.

반면 경과 면에서는 모든 '디스크 체질' 중에서 가장 빠르게 호전됩니다. 평소 체력과 근력이 좋기 때문에 디스크가 손상되더라도 버틸 수 있고, 염증과 상처 또한 빠르게 아물게 됩니다. 6개월 정도 걸리는 디스크의 흡수 기간이 2~3개월에 불과한 경우도 있습니다.

활성산소형 환자에게는 치료 시 재생 한약 외에도 몸의 독소와 염증을 해소하는 활성산소형 디스크 체질을 개선하는 한약을 가미하여 치료 효과를 극대화합니다.

2. 근육부족형 디스크 체질

근육부족형은 중년 이상의 여성이나 마른 체형의 젊은 여성에게 많은 유형입니다. 말 그대로 근육이 부족해서 척추를 받쳐줄 힘이 부족해서 디스크가 발생하고 통증이 생기는 유형입니다. 다음에 열거한 4가지 항목 중에서 2가지 이상이 포함되면 '근육부족형' 디스크 체질입니다.

① 50대 이상의 여성이다.
② 집안일 외에는 운동을 하지 않는다.
③ 담이 자주 결린다.
④ 삭신이 자주 아프고 뻐근하다.

이런 분들이 한의원에 내원을 많이 하는데, 주로 이렇게 얘기합니다.

"통증이 심한데 병원에서는 대수롭지 않게 말해요."
"진통제를 먹거나 신경 주사를 맞아도 그때뿐이고 쉽게 재발해요."
"쉬면 좀 나은데 조금만 활동해도 통증이 생겨요."

통증이나 저림은 심하게 호소하나 병은 그다지 심하지 않은 경우가 많습니다. 환자 자신은 고통을 겪고 있으나 병원에서는 가볍게 얘기합니다. 또한, 몸이 약해서 생기는 체질이기에 소염제나 진통제로도 통증이 쉽게 조절되지 않고 금방 재발합니다.

근육부족형은 MRI를 보더라도 장요근, 기립근이 매우 작습니다. 척추를 받쳐줄 근육이 약하니 척추와 디스크에 무리가 가고 통증이 생기는 것입니다.

이런 디스크 체질 환자에게는 '재생 한약' 외에도 근육의 피로를 풀어주고 근육과 인대를 강화하는 근육부족형 디스크 체질 한약을 가미합니다.

3. 골골팔십형 디스크 체질

골골팔십형은 체력이 많이 약하고 예민한 체질입니다. 다음에 열거한 4가지 항목 중에서 2가지 이상 포함되면 '골골팔십형' 디스크 체질입니다.

① 잔병치레를 자주 한다.
② 감기에 자주 걸린다.
③ 위장이 약하다.
④ 항상 피곤하다.

타고난 체질이 약해서 잔병치레를 많이 하거나, 늘 피곤하고 골골한 경우가 많고 신경이 예민해서 스트레스성 장염이나 위염이 잘 걸리는 분들도 있습니다. 다양한 유형의 골골팔십형이 존재하며 이럴 때는 전형적인 디스크 한약이 맞지 않는 경우가 많습니다. 물론 평소 건강했던 분이 큰 병을 앓거나 큰 수술을 받은 뒤 골골팔십형이 되거나 갱년기 또는 지속적인 피로 누적이나 화병으로 인해서 골골팔십형이 되는 경우도 많습니다. 당연히 고령자의 경우 대다수가 골골팔십형 디스크 체질입니다.

다행스러운 것은 이런 분들의 통증 역시 근육부족형 디스크 체질과 같이 통증에 비해서 병은 상대적으로 양호한 경우가 많다는 것입니다. 물론 심하게 파열된 디스크 환자나 만성 협착증 환자에게서 발견되는 경우도 있지만, 일반적으로는 그렇습니다.

그리고 골골팔십형은 근육부족형을 함께 가시고 있는 경우가 많기에 치료에 더욱 신중을 기해야 하고 반드시 사상 체질 진단 후 재생 한약에 체질 보약을 함께 가미해 주어야 합니다.

4. 평발관절형 디스크 체질

　평발관절형은 선천적으로 관절의 가동 범위가 넓거나 관절이 연한 유형을 말합니다. 관절이 무르고 가동 범위가 넓으면, 정상인보다 근육과 인대의 사용량이 몇 배로 많아지고 쉽게 근육과 인대가 피로해지며, 디스크와 연골에 무리가 많이 가게 됩니다.

　다음에 열거한 5가지 항목 중에서 3가지 이상 포함되면 '평발관절형' 디스크 체질입니다.

　① 구조적 또는 기능적 평발이다.
　② 무릎을 펴면 180° 이상 꺾인다.
　③ 팔꿈치를 펴면 180° 이상 꺾인다.
　④ 평상시에 발목이나 관절을 자주 삔다.
　⑤ 한 발로 중심 잡기가 잘 되지 않는다.

　평발이거나 엎드려서 무릎을 벌리면 양쪽을 합쳐서 90° 이상 벌어질 때, 팔꿈치를 폈을 때 180° 이상 펴지거나, 무릎을 폈을 때 180° 이상 펴져서 학다리처럼 되는 사람들이 모두 평발관절형에 속합니다. 척추 또한 무르기 때문에 측만증, 후만증 등 평소의 자세도 구부정하고 비틀어져 있습니다.

　이런 분들의 특징은 통증이 한 군데만 있지 않고 목도 아프고, 허리도 아프고, 무릎도 아프고 퇴행성 변화도 빨리 오고, 작은 일에 관절이 쉽게 상하거나 통증이 온다는 것입니다. 오래 걸으면 무릎이나 엉덩이, 발목 등 관절에 무리가 쉽게 오고 발목을 잘 삐거나 관절이 잘 꺾여서 통증을 일으키기도 합니다.

이런 체질은 디스크 치료를 진행함과 동시에 어느 정도 호전되면 꾸준히 인대와 근육의 강화 그리고 건의 강화가 필요하며 몸의 중심을 잡는 고유 수용체 기능도 강화시켜 주어야 합니다. 상황에 따라 교정용 깔창을 처방하기도 합니다.

'재생 한약'에도 인대와 관절의 탄성을 강화하는 '평발관절형 디스크 체질 한약'을 가미합니다.

디스크 체질
vs 사상 체질

디스크 체질은 디스크가 잘 생기고 또한 잘 낫지 않는 특수한 체질을 말합니다. 누구는 주사만 맞아도, 운동만 해도 잘 낫는데, 누군가는 어떤 치료를 받아도 잘 낫지 않거나 재발도 잘 되는 체질을 말합니다.

디스크 체질은 제가 2001년부터 지금까지 20만 번 이상의 치료를 하면서 체득한 결과이자 과학적 근거를 가진 디스크 호발 유형을 뜻합니다.

디스크 체질은 '골골팔십형', '근육부족형', '활성산소형', '평발관절형'으로 나뉩니다. 디스크 체질은 한 사람이 여러 가지 체질을 동시에 가질 수도 있고, 관리 방법에 따라서 건강해져서 디스크 체질이 아닌 건강 체질로 바뀔 수도 있습니다.

반대로 몸 관리를 잘못하면 건강 체질도 디스크 체질로 변할 수 있고 디스크 체질 간에 서로 중복되거나 바뀔 수도 있습니다.

반면에 사상 체질은 타고난 체질을 말합니다. 태음인, 소음인, 태양인, 소양인의 네 가지로 나뉘며 한번 타고난 체질은 변하지 않는 특성을 가집니다.

몸 관리를 잘한다 해도 한번 태음인은 영원한 태음인이며, 한번 소음인은 영원한 소음인입니다. 단, 건강한 태음인, 건강하지 않은 태음인 등이 존재하며 우리 몸 오장육부의 건강이 균형이 잘 맞으면 건강하고 그렇지 않으면 아프게 됩니다. 이 밸런스를 맞추는 것이 사상 체질의 핵심입니다.

한의학에서의 디스크와 협착증 치료는 이처럼 고려해야 할 변수가 무척 많습니다.

병의 상태도 봐야 하고 디스크 체질도 봐야 하며 사상 체질도 봐야 합니다.

정리하면 다음과 같습니다.

	디스크 체질	사상 체질
종류	활성산소형 근육부족형 골골팔십형 평발관절형	태양인 태음인 소양인 소음인
발생 시기	후천적	선천적
중복 여부	한 사람이 여러 가지 체질 가능	한 사람당 한 가지 체질
치료 후 경과	디스크 체질 → 건강 체질	아픈 사상 체질 → 건강한 사상 체질

근본적인 치료를 위해서는 아무리 꼼꼼해도 부족하지 않습니다.

디스크 체질에 맞는
사상 체질 한약 처방하기

디스코 한의원에서 처방하는 디스크, 협착증 치료 한약의 처방 방식
은 다소 독특합니다. 손상된 디스크와 손상된 신경을 회복하고 '재생하
는 처방'을 기본적으로 하되, 반드시 '디스크 체질'과 '사상 체질'에 맞춰
서 처방하기 때문입니다.

재생 한약 + 체질 한약

재생 한약만 써도 낫는 데 한계가 있고, 체질 한약만 써도 낫는 데
한계가 있기 때문입니다.

물론 둘 중 하나만 써도 한약을 안 쓰는 것보다야 낫지만, 함께 써야
치료 효과를 극대화할 수 있습니다.

그런데 체질 한약은 어떻게 쓰는 것일까요? 디스크 체질 한약은 뭐
고, 사상 체질 한약은 뭘까요? 이 둘은 어떻게 처방하는 것일까요?

디스크가 잘 생기고 또한 잘 낫지 않는 체질을 '디스크 체질'이라고 합
니다. 골골팔십형, 근육부족형, 활성산소형, 평발관절형의 네 가지 디스
크 체질이 있습니다. 디스크 체질을 개선할 때도 한약을 쓰는데 이때는
반드시 사상 체질 처방에 입각해서 씁니다. 예를 들어 보겠습니다.

골골팔십형 디스크 체질인 환자가 소음인이라면 처방을 할 때 '재생

한약'에 더해 소음인에게 맞는 골골팔십형 보약을 처방합니다. 반면에 골골팔십형 디스크 체질인 환자가 소양인이라면, 역시 '재생 한약'에 더해서 소양인에게 맞는 골골팔십형 보약을 처방합니다.

활성산소형 디스크 체질인 환자가 소음인이라면, '재생 한약'에 소음인에게 맞는 해독 한약을 처방하고, 소양인이라면 '재생 한약'에 소양인에게 맞는 해독 한약을 처방합니다.

디스크·협착증 + 소음인 + 활성산소형 = 재생 한약 + 소음인 해독 한약
디스크·협착증 + 소양인 + 활성산소형 = 재생 한약 + 소양인 해독 한약
디스크·협착증 + 소음인 + 골골팔십형 = 재생 한약 + 소음인 보약

디스크 체질은 디스코 한의원에만 있는 고유의 체질 개념입니다.
디스코 한의원에서 쓰는 처방법은 일반적인 한약 처방법과 다릅니다.

현대 한의학과 전통 한의학의 만남.
이것이 디스코 한의원만의 디스크와 협착증 완치의 해법입니다.

4장

골골팔십형
디스크 체질

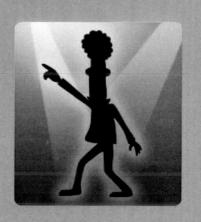

골골팔십형

체력이 약하고, 잔병치레가 잦으며, 쉽게 피곤을 느끼는 타입

골골팔십형
디스크 체질이란?

다음의 항목 중에서 2개 이상 포함되면 면역력 및 회복력이 정상인보다 떨어지는 체질입니다.

① 잔병치레를 자주 한다.
② 감기에 자주 걸린다.
③ 위장이 약하다.
④ 항상 피곤하다.

이런 분들은 디스크 치료를 하더라도 차도가 적습니다. 회복력이 늦으니 손상된 디스크 및 인대, 근육, 신경들도 당연히 회복 속도가 느립니다.

특히 소화기가 약한 체질인 경우에는 약물 흡수도 원활히 되지 않으므로 치료가 더디게 됩니다.

이럴 경우에는 통상 체질 개선 치료를 병행하거나, 처음부터 디스크 치료를 시작하지 않고, 체질 개선 치료를 먼저 한 다음에 디스크 치료를 하게 됩니다.

체질을 개선하고 치료하는 것이 치료 속도도 빠르고 향후 재발률도 떨어집니다. 통증을 줄이는 것만 목표로 삼을 경우에는 차후에 재발할 확률이 높아집니다.

통상적으로 이런 허약 체질은 평균 치료 기간보다 1.5배 내지 2배 정도 기간이 더 걸립니다.

디스크 한약을 먹었는데
낫지 않고 설사를 해요

몇 개월 전에 디스크 환자 한 분이 오셨습니다. 허리 통증과 다리 통증이 심해서 걷는 것조차 힘든 상태였습니다. 어느 병원에서 디스크를 치료하는 한약을 처방받아서 먹었는데 속이 너무 불편해서 치료를 중단하고 저희 한의원에 내원하셨습니다.

환자분의 디스크 체질은 '골골팔십형'이었습니다.

이 환자분은 다음과 같은 특징을 가지고 있었습니다.

첫째, 평상시에 장이 좋지 않아서 밀가루나 기름기 많은 음식을 먹으면 배가 아프거나 설사를 한다.
둘째, 우유를 마실 경우에도 배가 아프고 설사를 한다.
셋째, 자궁과 호르몬 계통이 좋지 않아서 생리통, 생리 불순이 심하다.
넷째, 스트레스에 의한 몸의 반응이 다른 체질보다 빨라서 스트레스에 쉽게 더 아파하고 쉽게 체한다.

골골팔십형 디스크 체질은 진통 소염제나 주사 또는 시술, 수술을 통해서 호전이 잘 이루어지지 않고, 병에 비해서도 통증이 심한 편에 속합니다. 또한, 연골이나 디스크를 치료하는 한약 또는 어혈 한약을 먹을 경우에는 속이 아프고 소화가 안 되는 경우가 많습니다.
이런 경우 반드시 '재생 한약' 외에도 골골팔십형 디스크 체질에 맞는 한약을 가미해서 회복력과 체력을 키워야 합니다.

따라서 이 환자분께는 '재생 한약'과 더불어서 체질을 개선하는 침과 봉침을 놓으면서 체질에 맞는 보약을 가미해서 치료하였고, 그 결과 빠르게 통증이 호전되어 회복력이 느린 체질임에도 불구하고 현재는 등산도 거뜬히 하고 멀리 부산 여행도 다녀오실 만큼 정상적인 생활이 가능하게 되었습니다.

일반적인 관점에서 볼 때 척추나 관절에 좋은 한약을 써야만 효과가 있다고 생각할 수 있지만, 오히려 체질 보약을 써야 효과를 더 볼 수 있을 때도 있습니다.

체질을 알아야
디스크도 마무리할 수 있어요

소음인 체질, 골골팔십형 디스크 체질인 추간판 탈출증 환자분이 계셨습니다. 타 한방 병원에서 수개월째 치료받고 계시는데, 좀처럼 치료가 마무리되지 않으셨다고 합니다.

한눈에 보아도 소음인입니다. 자세도 구부정하고, 체력도 바닥인 상태였습니다. 이런 환자분은 아무리 치료용 한약이나 진통제를 드려도 소용이 없습니다. 운동을 해도 체력이 없으니 오히려 운동하고 나면 더 지치고 아픕니다.

특히 환자분께서는 소음인 중에서도 소화기도 약하고, 심폐 기능도 약한 타입의 소음인이셨습니다.
따라서 환자분에게 디스크와 신경을 재생하는 재생 한약 외에도 환자분의 체질에 맞는 보약을 함께 드렸습니다.

재생 한약은 디스크와 신경을 재생하지만, 체력과 면역력이 없으면 연료를 넣어도 재생되는 데 한계가 있습니다. 이럴 때는 환자분의 체질에 딱 맞는 보약을 가미해드립니다.

그리고 2~3주가 지나자 환자분이 말씀하셨습니다.
"이제 아프지 않은 날도 있어요. 신기해요~!"

어떤 곳에 가면 디스크를 치료할 때 허리에 좋은 보약을 주고, 어떤 곳에 가면 디스크를 치료할 때 치료 한약을 줍니다.

하지만 디스크의 상태와 환자의 체질에 따라, 더 나아가서는 디스크 체질에 따라서, 체형에 따라서 수없이 많은 변수를 찾아내고 그에 맞춰서 치료해야 병을 치료할 수 있습니다.

그것이 제가 수술을 해야 할 상황임에도 수술 없이 디스크를 치료하고 협착증을 치료하는 비결입니다.

보약으로 치료한
퇴행성 디스크

퇴행성 디스크, 흑색 디스크, 디스크 내장증은 모두 같은 병입니다. 퇴행성 디스크란 디스크가 노화된 현상으로 디스크 안의 수핵이 빠져나가고 섬유륜의 탄력이 저하된 상태를 말합니다.

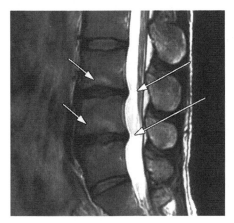

[퇴행성 디스크]

퇴행성 디스크는 이처럼 MRI상으로도 확인 가능합니다.

그럼 퇴행성 디스크 증상은 어떤 것이 있을까요?

① 새벽이면 허리 통증이 생기고, 활동하면 좋아진다.
② 30분 이상 앉아 있으면 허리 통증이 생긴다.
③ 무리하게 활동하면 허리 통증이 오고, 그렇지 않으면 괜찮다.

④ 1년에 1~2회 이상 허리를 삐끗한다.

퇴행성 디스크는 치료한다고 해서 완전히 새것처럼 될 수는 없습니다. 그렇다면 평생 허리에 통증을 느끼면서 살아야 할까요? 그렇지는 않습니다.

퇴행성 디스크는 척추를 구성하는 인대, 뼈, 근육, 연골 중 하나이며 다른 조직이 튼튼하면 허리 통증이 발생하지 않습니다.

저 역시 20대의 나이에 사고로 인해 허리와 목에 디스크가 있지만, 전혀 통증 없이 철인 삼종 경기에 출전하고 있습니다.

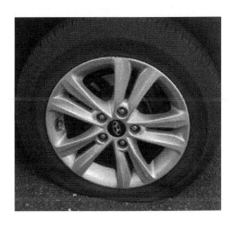

이 사진처럼 타이어의 바람이 빠신 섯처럼 100% 세 기능을 하지 못하는 것이 퇴행성 디스크입니다.
퇴행성 디스크의 정도는 모두 차이가 있으나 이는 뒤에 설명하겠습니다.

디스코 한의원의 '체질에 맞는 재생 한약'은 퇴행성 디스크의 섬유륜과 수핵이 최대한 아물고 채워지며, 그 주위 연부 조직이 부드럽고 튼튼하게 되도록 해 줍니다. 보조적으로 추나요법, 봉침 요법, 체질 침 치료를 통해 재생력을 돕고 틀어진 척추와 골반을 바로잡습니다.

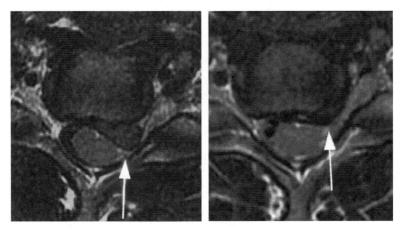

[손상된 디스크가 치료되어 아문 모습]

'체질에 맞는 재생 한약'이란, 디스크와 신경을 재생하는 것으로 밝혀진 한약들을 체질에 맞게 조합하여 처방한 한약으로 일반적인 『동의보감』의 요통 한약과는 다른 새로운 개념의 한약입니다.

특히 단순히 재생하는 한약재 외에도 체질에 맞춰 처방하기에 그 효과가 획일화된 디스크 처방에 비해서 뛰어납니다.

한 환자분이 만성 허리 통증으로 내원하셨는데, 퇴행성 허리 디스크 진단을 받은 분이셨습니다.

대박 분식점 사장님이어서 하루에 일하시는 양이 어마어마했습니다.

쉴 상황이 안 되니 허리가 아파도 어쩔 수 없이 일을 하고 계셨습니다. 물론 양방 치료니, 한방 치료니 다 받아보셨지만, 소용이 없어서 저희 한의원에 내원하셨습니다.

MRI를 보니 디스크의 퇴행성 상태는 심하지 않았습니다. 대신 여성이셨고, 요리만 하셨기에 근육량은 적은 편이었습니다. 무엇보다도 환자분께서는 피로가 가장 큰 문제였습니다. 바로 '골골팔십형 디스크 체질'이셨던 것입니다. 환자분께 재생 한약을 처방하면서 체질 보약을 대량으로 가미해 드렸습니다.

환자분은 거주지가 멀어서 처방만 받으시고 귀가하셨는데 얼마 전에 내원하셔서, 그때 한약을 먹고 1년간 편히 지내셨다고 합니다. 그리고 1년이 지나니 다시 아파지기 시작해서, 역시나 근처 양방 의원, 한의원에서 몇 번 치료해 보다가 도저히 안 되어서 다시 처방을 받으러 오셨다고 합니다.

디스크를 치료하는 데는 많은 경험과 감각이 필요합니다. MRI나 CT, 엑스레이를 통해 디스크의 상태와 뼈의 정렬 상태, 근육의 전반적인 상황도 고려해야 하고 환자의 자세와 발의 모양, 턱의 상태도 분석해야 하며 체질도 보고 직업도 보며 습관도 봐야 합니다.

다각적으로 접근하고 분석하면 침만으로 치료가 될지, 봉침도 필요한지 혹은 재생 한약이 필요한지 알 수 있고, 체질 보약을 더 써야 할지, 재생 한약의 용량을 높여야 할지를 구별할 수 있습니다. 또한, 평발을 교정할지, 추나를 할지, 운동을 해야 할지, 반대로 휴식을 취해야 할지 등도 파악할 수 있습니다.

앞에서 언급한 환자분은 치료보다는 몸보신이 더욱 필요했던 통증이었습니다. 반면에 똑같은 상황이어도 추나 치료가 더 중요한 경우도 있습니다.

획일적인 치료는 뻔한 결과만 나타나기에 항상 다각적으로 접근해야 합니다.

디스크가 파열되면 무조건 수술을 해야 한다고 하는 사람이 많습니다. "수술하지 않으면 큰일 납니다." 이 한마디에 덜컥 수술하고 나중에 후회하는 경우가 많습니다.

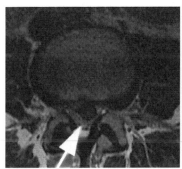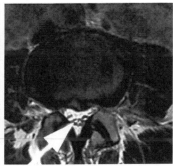

[한의학 치료 전(좌)/치료 후(우)]

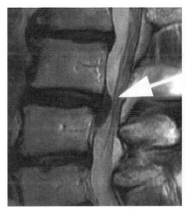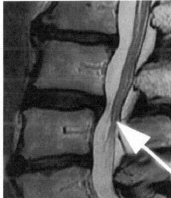

[한의학 치료 전(좌)/치료 후(우)]

이 환자분도 역시 모든 병원에서 수술 권유를 받았던 분입니다.

50대 여성 환자분께서는 과거에 다른 수술들을 많이 받았기에 수술에 대한 공포가 있던 분이었습니다. 수술하고 고생을 많이 했던 분들은 수술에 대한 환상이 없어집니다.

그래서 제게 열심히 치료를 받으셨습니다. 터진 디스크를 아물게 하고 신경을 재생하는 재생 한약과 자생력을 극대화하는 골골팔십형 디스크 체질 보약, 그 외에도 치료의 시너지를 높이는 봉침과 침 치료를 받았습니다. 디스크가 파열된 상태라서 초기에는 추나 치료를 하지 않았습니다.

한 달이 지나면서 통증은 많이 감소되었고, 3개월이 되면서 통증은 사라졌습니다. 하지만 디스크를 제대로 완치시키기 위해 추가로 3개월 동안 치료를 더 받으셨고 그 결과, 디스크가 잘 아물어서 현재도 왕성하게 일하고 계십니다.

어딜 가도
잘 낫지 않던 디스크

50대 중반의 여성 환자 한 분이 내원하셨습니다.

디스크 진단을 받고 주사도 맞고, 물리 치료도 받고, 도수 치료도 받았지만, 통증은 좀처럼 호전되지 않았고 주변 한의원에서 한약도 먹고, 침도 많이 맞아 봤지만, 치료가 잘 되지 않는다고 주변의 소개로 내원하셨습니다.

환자분의 MRI를 보니 퇴행성 디스크와 경도의 돌출된 디스크만 있었습니다.

환자분의 체질은 '소음인'이었고, 폐경기가 되면서 체력과 면역력이 급격히 떨어진 상태였습니다.

디스크 체질로 '골골팔십형'이었던 것입니다.

이런 분들은 스스로 디스크를 재생할 수 있는 능력이 상당히 떨어져 있기 때문에 단순히 주사를 맞거나 운동을 한다고 해서 좋아질 수는 없습니다. 그렇다고 보약으로 몸보신만 한다고 해서 손상된 디스크가 재생될 리도 없습니다.

'면역력 강화'와 '디스크 재생', 두 가지 측면에서 모두 접근해야 치료가 가능합니다. 환자분께는 '재생 한약'에 더해 고농도의 '소음인 보약'을 함께 가미하여 처방하였습니다. 그리고 주 3회 정도 침과 봉침을 시술하였고, 체형 문제는 없었기에 추나 교정은 시행하지 않았습니다.

그리고 2주 뒤부터 환자분은 급격히 통증이 사라졌고, 일상생활에서 거의 통증을 느끼지 않고 있습니다. 물론 증상은 사라졌지만, 완전히 병을 치료하고 재발을 방지하기 위해 앞으로 3개월간 꾸준히 디스크를 재생하고, 체질을 튼튼하게 해줘야 합니다.

요즘 척추 전문 병원은 많아졌지만, 그만큼 치료에 반응하지 않거나 치료의 후유증으로 고생하는 환자분들도 늘고 있습니다. 원인을 잘 찾아서 치료하면, 아무리 어려운 병도 나을 수 있습니다.

마비되었던 다리가
좋아졌어요

과거에 암투병을 하셨고, 병원과 수술이라면 지긋지긋해 하시던 60대 중반의 어머님이 오셨습니다. 배우자분의 부축을 받고 겨우 움직이시는 모습에 굳이 MRI를 보지 않아도 디스크가 얼마나 심한 상태인지 알 수 있었습니다.

MRI 검사 결과, 디스크가 파열되어 흘러내린 상태로 우측 다리의 감각과 근력이 떨어져 있고, 발목은 힘없이 쳐진 상태였습니다.

병원에서 수술을 권유했지만, 수술에 대한 공포가 워낙 심하셨고 체력도 무척 약한 상태였기에 강하게 거부하셨고, 다른 치료 방법을 수소문하시다 제 환자분의 소개로 내원하셨습니다.

파열된 지 얼마 되지 않은 상태라서 통증이 심하셨지만, 발병한 지 얼마 안 돼서 치료를 시작하면 회복률이 높기에 열심히 치료를 시작했습니다.

재생 한약에 끌끌팔십형 니스크 체질에 맞는 한약을 가미했고 봉침과 침 치료를 병행했습니다.

처음에는 부축을 받아도 힘들어하시던 분이 힘이 들어오고 통증이 호전되면서 한 달 뒤에는 스스로 걸어서 오셨습니다.

6개월간 꾸준히 치료를 받고 현재는 재생 한약 없이 일주일에 봉침만 한 번씩 맞고 계십니다. 당연히 모든 통증에서 모두 해방되고 꾸준히 근력 운동을 하고 계십니다.

경험상 골골하고 근육이 없는 중년의 허약한 환자분은 수술하더라도 쉽게 재발하거나 통증이 잘 줄어들지 않아서 고생을 많이 합니다.

이분은 다행히 빠르게 한방 치료를 시작하셨고 그 결과 또한 좋으셔서 항상 뵐 때마다 흐뭇합니다.

1년 동안 치료가 안 되던 디스크가
좋아지네요

얼마 전에 내원한 20대 여성은 목 디스크로 2년 가까이 고통에 시달리고 있었습니다. 주사도 맞고, 물리 치료도 받고 침도 맞아 봤지만, 좀처럼 목의 통증이 줄지 않아서 주변 사람의 소개로 내원한 것입니다.

MRI를 보니 디스크는 별로 심한 편이 아니었습니다. 이는 통증에 다른 원인이 있다는 것을 뜻합니다.

이분은 주야간으로 교대 근무를 하는 직업이었고 온종일 고개를 숙이고 일을 해야 하는 직업이었습니다. 하지만 다른 동료들도 똑같이 일하지만, 본인만 통증이 두드러지게 심했다고 합니다.

이분은 '골골팔십형 디스크 체질'의 목 디스크 환자였습니다.

말 그대로 '골골'한 체질로 인해서 몸의 피로가 잘 회복되지도 않고 체력을 유지하지 못해서 근육의 만성 피로가 통증을 유발한 것이었습니다. 마르고 연약한 분이 주야간으로 일을 하니 체력이든, 뭐든 바닥날 수밖에 없었을 것입니다.

그런 분에게 진통 주사를 놓고 물리 치료를 한다고 해서 해결이 되지는 않습니다. 운동도 이분을 더 피곤하게만 할 뿐입니다.

체질은 소음인으로 가장 골골한 타입 중 하나였기에 체질 보약과 재생 한약을 함께 써서 한 달 만에 통증을 치료했습니다.

체질 특성상 자꾸 골골해지기에 치료는 좀 더 있다가 마무리하기로
하고 한동안 꾸준히 더 다니기로 했습니다.

2년간 낫지 않던
만성 요통 치료

50대 중반의 여성 환자분이 오셨습니다. 2년 전부터 허리가 아팠다고 하시는데 여러 병원에 다니면서 주사도 맞고, 도수 치료도 받으셨다고 합니다. 하지만 좀처럼 허리 통증이 낫지 않는다고 오셨습니다. MRI 상으로 보니 퇴행성 디스크와 초기 협착증이 있는 상태였지만, 심한 상태는 아니었습니다.

결론부터 말씀드리면 이 환자분은 소음인 체질이었고, 디스크 체질로는 골골팔십형이었습니다.

50대의 소음인은 체력이 급격하게 약해집니다. 게다가 환자분은 90세가 넘으신 시어머니와 손주들도 돌보고 계셨습니다. 체력도 없는 분이 할 일이 너무 많으신 것이었습니다.

이분의 허리가 낫지 않는 원인은 체력 저하가 반, 병이 반이었던 것입니다. 당연히 주사를 맞아도, 도수 치료를 해도 떨어진 체력이 올라오지 않으니 병이 나을 리가 없던 것입니다.

환자분께는 디스크와 협착증을 재생하는 재생 한약과 소음인 체질에 맞는 골골팔십형 디스크 체질 보약을 가미해 드렸습니다. 그리고 시너지 효과를 높이기 위해 봉침과 침을 주 2~3회 놔드렸습니다.

그 후 몇 주 되지 않아서 환자분은 현재 전혀 통증이 느껴지지 않는다고 하십니다.

아무리 주사를 맞아도, 아무리 운동을 해도 낫지 않는다면 원인은 전혀 다른 곳에 있을 수 있습니다. 그것은 체력 저하일 수도 있고, 체형 문제일 수도 있고, 술 때문일 수도 있고, 직업 때문일 수도 있습니다.

원인을 정확하고 넓은 시야에서 판단하고 치료한다면 희망이 없던 척추와 관절의 통증도 나을 수 있습니다.

잘 낫지 않던 퇴행성 디스크, 디스크 체질 치료로 말끔하게

50대 여성 환자분께서는 수개월 전에 디스크 진단을 받은 후, 주사 치료, 도수 치료 등을 받았지만, 통증이 잘 호전되지 않는다고 하시며 내원하셨습니다.

환자분은 폐경이 되면서 급격한 컨디션 저하가 발생하였고 이것이 디스크의 원인이라는 것을 잘 모르고 계셨습니다.

세포는 끊임없이 생성되고 소멸하는 존재입니다. 척추와 디스크도 마찬가지입니다. 하지만 나이가 들면서 생성되는 속도는 느려지고 소멸하는 속도가 빨라지면 '퇴행성'이 가속화됩니다.

환자분의 병은 그다지 심각한 상황은 아니었습니다. 단, 환자분의 회복력이 바닥으로 떨어진 상태였습니다. 이런 유형을 디스코 한의원에서는 '골골팔십형' 디스크 체질로 명명합니다.

또한, 환자분은 사상 체질로는 '소음인'에 해당했고 소음인 중에서도 심폐의 기운이 가장 약한 타입의 소음인이었습니다.

이런 경우에는 단순히 디스크와 신경을 재생하는 한약으로는 완치시킬 수 없습니다. 반드시 소음인 골골팔십형에 맞는 처방을 가미해 주어야 치료가 됩니다.

환자분께는 7:3의 비율로 '체질 한약'과 '재생 한약'을 처방했습니다. 그리고 한 달 후에 환자분의 통증은 대부분 사라졌고, 더불어서 환자분의 체력과 건강도 좋아졌습니다.

간혹 심한 디스크가 아님에도 불구하고 통증이 심하거나 잘 사라지지 않는 경우가 있습니다. 물론 체형의 문제이거나 직업, 스트레스, 음주 등 다양한 변수가 존재하지만, 면역력과 회복력이 떨어져도 통증이 생길 수 있다는 것을 기억해야 할 것입니다.

재발하는 퇴행성 디스크, 어떻게 해야 하나요?

50대 환자 한 분이 오셨습니다. 총 네 군데에 퇴행성 디스크가 있었는데 잦은 재발로 허리에 대한 걱정이 이만저만이 아니셨습니다. 특히 열정이 넘치셔서 여행도 좋아하시고 활동도 많이 하시는데 무리하면 항상 허리가 아파지기에 걱정이 많으셨습니다.

현재 치료를 받는 한의원도 있었지만, 한약을 먹으면 배가 아프고 설사가 나서 한약을 먹는 게 맞는지 고민하고 계셨습니다. 단순 치료 한약은 체질이 약해진 태음인에게 배가 아프고 설사가 나게 합니다.

환자분은 디스크가 발병한 지 수 년이 되셨고 퇴행성은 네 군데가 있지만 모두 경미한 상태였습니다. 환자분의 디스크 체질은 '골골팔십형'이었고 사상 체질은 '태음인'이었습니다. 환자분의 통증의 원인은 퇴행성 디스크가 50% 정도였고 '골골한 태음인'이 주원인이었습니다.

특히 50세가 넘어서 갱년기에 들어가면서 체력과 근력이 더 떨어지는데, 열정은 그대로였기에 통증이 발생할 일이 자주 생겼던 것이었습니다.

환자분께는 항상 무리하지 않도록 지도해 드리고 약해진 체력과 근력을 향상시켜 드리는 태음인 체질에 맞는 재생 한약을 처방해 드렸습니다.

협착증 수술 전에
디스코 한의원

디스크와 협착증을 오래 치료하다 보면 자연스럽게 경험이 쌓이게 되고 시야가 넓어집니다. 체형도 중요하고, 사상 체질도 중요하며 제가 발견한 '디스크 체질'도 중요합니다.

미래에는 인간의 평균 수명이 120세가 된다고 합니다. 동시에 건강하게 120세까지 사는 사람들과 여러 가지 병을 앓으면서 120세까지 사는 사람들로 나뉠 것이라고 합니다.

협착증은 보통 60대 이후에 많이 생깁니다. 그 이전에 생기면 너무 일찍 온 것입니다. 60대 이후에 협착증이 오면 잘 고쳐야 나머지 60년을 버틸 수 있습니다.

협착증 수술을 하면 어떻게 될까요? 협착증 수술은 협착증의 원인인 '낡은 디스크와 척추'를 치료하는 것이 아닙니다. 그 주변의 뼈와 인대를 제거해서 '일시적으로' 공간을 넓혀 주는 것입니다.

그 근본적인 원인인 낡은 디스크와 척추는 세월이 가면서 더욱 약해집니다. 그다음에 수술을 하게 된다면 나사를 박고 인공 디스크를 해야 합니다. 그렇게 수술을 하면 몇 년이나 쓸까요? 아니, 그렇게 수술한다고 해서 과연 안 아파질까요?

첫 협착증 수술을 하고 세월이 흘러서 다시 더 큰 수술을 받고 나서

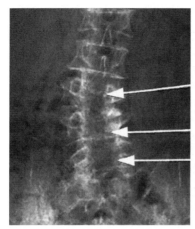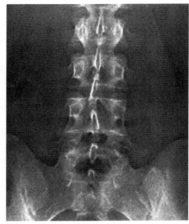

[협착증 수술을 받은 허리와 정상 허리]

도 수십 년을 더 살아야 합니다.

그렇다면 처음부터 수술보다는 되도록 비수술적인 치료를 받는 게 맞습니다. 스테로이드와 마취제와 같은 치료 말고, 제대로 된 비수술 치료 말입니다.

협착증은 평생 허리를 쓰면서 생긴 병입니다. 젊어서는 회복력도 좋고 근력도 좋았지만, 나이가 늘면서 면역력도 약해지고 근력도, 체력도 약해지면서 협착증은 빠르게 진행됩니다.

따라서 협착증 치료의 가장 큰 원칙은 디스크와 신경의 재생 외에도 체력 향상과 면역력 증진에 있습니다. 근력 향상은 어느 정도 병이 치료된 뒤에 진행할 수 있습니다.

디스코 한의원은 과학적으로 입증된 재생 한약으로 직접적으로 협착증의 원인을 치료하고 회복력과 체력을 극대화하여 빨리 치료되고 재발이 되지 않도록 사상 체질과 디스크 체질을 진단하여 치료합니다.

협착증은
수술 아니면 안 될까요?

한 중년의 부부가 내원하셨습니다.

몇 년 전부터 서서히 시작된 허리와 다리 쪽의 통증이 최근 20~30kg 정도 되는 무거운 물건을 드는 일을 하시면서 심해졌다고 합니다.

그래서 2010년 5월부터 통증 클리닉에서 꾸준하게 물리 치료와 약물 및 주사 치료를 받으셨다고 합니다. 통증은 약간 호전되었으나 걷거나 서 있기 힘든 것은 여전하였고, 여전히 다리와 엉덩이가 저리고 시큰거렸다고 합니다.

이에 MRI 촬영을 하니 심각한 척추관 협착증이 발견되었습니다.

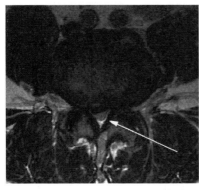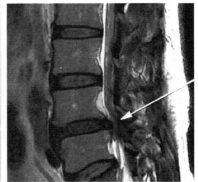

[척추관 협착증]

환자분께서는 일을 쉴 수 없는 상황이었습니다. 그래서 어쩔 수 없이 일하실 때는 복대를 하시고, 웬만하면 물건을 드는 작업 말고 다른 편한 작업을 하시도록 권유해 드렸습니다.

거기에 더해서 일주일에 한 번씩 내원하셔서 봉침과 침을 맞고 재생 한약은 꾸준히 복용하시길 권유해 드렸습니다. 한약에 진통제를 넣은 것은 아니니 통증이 심하게 올 때는 진통제 복용도 권유했습니다.

그리고 오늘이 치료를 시작한 지 한 달째입니다. 환자분은 진통제에 의지하지 않아도 엉덩이 쪽에 약간 불편한 느낌 외에는 통증 없이 지낼 수 있다고 하십니다.

많은 사람이 협착증은 수술 외에는 방법이 없다거나 평생 주사나 진통제에 의지하며 살아야 한다고 생각합니다. 한방 치료는 효과가 없다고 생각하기도 합니다.

당연히 단순히 허리에 침만 놓고, 허리가 좋아지는 보약을 드신다고 해서 협착증이 좋아지는 것은 아닙니다. 환자분의 체질에 맞춰 처방을 하고, 디스크와 연골을 재생하는 한약을 강하게 써야 합니다.

몸의 자생력을 높이고 손상되고 약해진 디스크와 주변 연부 조직을 강화시키면 이와 같은 협착증이라도 회복이 됩니다.

제가 말씀드리고 싶은 것은 협착증도 수술부터 생각할 필요는 없다는 점입니다. 이 정도의 협착증이라면 어떤 병원을 가시더라도 "수술밖에는 방법이 없다.", "침과 한약으로 고치는 것은 말도 안 된다." 이런 얘기를 들으실 것입니다.

협착증 수술은 척추를 건강하게 만드는 것이 아닙니다. 척추의 일부분(lamina)을 제거하거나 인공 디스크를 넣거나 철심을 박는 것입니다. 그렇게 되면 척추의 기능이 저하되기에 언젠가는 다시 병이 생깁니다.

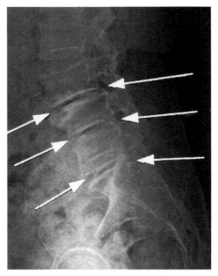

[협착증 수술 후 세월이 지나서 망가진 허리]

염증을 가라앉히고 신경을 재생하고, 디스크와 주변 인대 및 근육을 강화시키면 웬만한 협착증은 통증 없이 지낼 수 있거나 일반적인 어르신들이 느끼는 약간의 통증 정도만 느끼고 살 수 있습니다. 물론 수술 적응증인 마비가 나타날 경우에는 수술을 해야 합니다.

디스크가 터져서
신경 주사 두 번에
3주 동안 입원 치료까지 받았었는데…

50대 중반의 여성분이 내원하셨습니다. 디스크가 파열되어서 신경 차단술을 두 번이나 받았는데 효과가 없었고 3주간 입원을 해도 계속 다리가 저려서 제게 오셨다고 합니다.

MRI를 보니 터진 디스크가 있는 부분 외에도 젊어서 일을 많이 하신 탓인지 척추 전반적으로 퇴행성이 심하게 진행된 상태였습니다.

환자분의 디스크 체질은 '근육부족형'과 '골골팔십형'이 함께 있었습니다. '사상 체질'은 '태음인'이었으며 뼈대 자체는 좋게 타고났으나 심장과 자궁이 약한 타입이었습니다.

타고나기를 뼈대 좋게 타고 나셨으나 일을 많이 해서 탈이 나신 것이었고, 갱년기에 체력이 급격히 떨어지면서 디스크도 버티지 못하고 스스로 터진 것이었습니다.

환자분께는 터진 디스크를 아물게 하고, 신경을 재생하는 '재생 한약'과 '디스크 체질'과 '사상 체질'을 개선하는 한약을 가미하여 처방했습니다.

워낙 컨디션이 나쁘고, 만성화된 상태에서 내원하셨기에 초기에 반응이 잘 없었으나 2~3주가 흐르면서 통증이 빠르게 호전되었습니다.

중간에 살짝 무리하면서 통증이 심해졌지만, 다시 무리하지 않고 안정을 취하면서 현재는 거의 통증 없이 잘 지내고 계십니다. 아직 터진 디스크가 아물려면 몇 개월은 더 조심하셔야겠지만 체질도 건강해지고, 디스크도 튼튼해지기만 한다면 재발 없이 건강한 생활을 하실 수 있을 것입니다.

다만 '근육부족형' 디스크 체질이 있으시기에 마무리 시기에는 반드시 운동을 통해서 근육을 강화시켜야 할 것입니다.

70대 초반의 나이에
10일간 몽블랑 트래킹 다녀왔어요

70대 초반의 마른 체형의 어머님이 협착증으로 인한 심한 허리 통증과 다리 저림으로 내원하셨습니다.

재생 한약과 봉침 치료를 원하셔서 바로 치료를 시작했고, 골골팔십형 디스크 체질임에도 불구하고 강한 의지 덕분인지 치료 한 달 만에 통증이 사라졌습니다.

한동안 내원을 안 하시다가 요즘 다시 오시면서 발목이 좀 아프다고 하십니다. 알고 보니 몸이 나으시고 몽블랑 트래킹을 10일 동안 하셨다고 합니다.

트래킹을 오래 하니 발목에 무리가 가서 겸사겸사 왔다고 하십니다. 꾸준히 치료하고 관리하면 70대가 넘어도 건강한 삶을 되찾으실 수 있습니다.

5장

활성산소형
디스크 체질

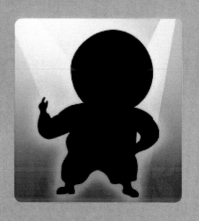

활성산소형
식습관이 좋지 않고, 복부 비만이며, 콜레스테롤이 높은 타입

활성산소형
디스크 체질이란?

활성산소형 디스크 체질은 외형으로 볼 때 살집이 있고, 입술이 검붉으며, 땀구멍도 넓고, 성격은 괄괄한 스타일이 많습니다. 보통 다음의 항목 중 3가지 이상 포함되면 활성산소형 디스크 체질입니다.

① 식습관이 좋지 않다.
② 스트레스를 많이 받는다.
③ 입술이 검붉다.
④ 복부 비만이다.
⑤ 다크서클이 있다.
⑥ 염증이나 종기가 자주 생긴다.
⑦ 콜레스테롤 또는 중성 지방이 높다.

스트레스를 많이 받고, 식습관이 좋지 않으면 몸에는 활성산소가 생깁니다. 활성산소는 인체를 파괴하고 심혈관 계통뿐만 아니라 척추 관절의 노화와 퇴행을 촉진합니다. 활성산소형 디스크 체질 환자는 일반적으로 근육이 좋고 체격이 좋기 때문에 웬만한 디스크 손상에는 통증을 많이 느끼지 않습니다. 따라서 활성산소형 체질 환자가 디스크가 생길 경우 디스크가 파열되는 심한 손상으로 이어지고, 염증 반응이 심하게 나타나기 때문에 통증이 매우 심한 편입니다.

그러나 이에 반해 한편으로 활성산소형 디스크 체질은 가장 치료가 잘되는 체질입니다. 디스크가 터졌든, 발가락에 마비감이 오든 활성산소 타입에 맞춰 치료만 하면 언제 그랬냐는 듯이 통증이 사라집니다. 즉, 디스크의 흡수율도 높고, 완쾌율도 매우 높습니다.

디스크 치료를 위해서
해독해야 하는 경우도 있습니다

저희 한의원은 특별히 광고를 하지 않기에 대부분 소개받은 환자분들이 내원하게 됩니다. 그렇다 보니 보통 다른 병원 또는 한의원에 다니다 내원하시는 경우가 많습니다. 그중에서는 체형이나 질환의 특수성 때문에 호전이 안 되는 것이 아니라 식생활 측면에서 문제가 있는 경우도 종종 있습니다.

작년에 찾아오셨던 환자분도 그런 케이스였는데 1~2년 정도 만성적인 허리 디스크 증상으로 고생을 하시던 분이셨습니다. 토목 관련 계통에서 관리자를 하고 계셨기에 직원들과의 술자리가 특히 많았던 분입니다.

환자분께는 절대 금주를 하게끔 하고 봉침 치료와 한약 치료를 진행했습니다. 특히 한약 치료에서는 활성산소를 제거하고 노폐물을 제거하는 한약을 추가해서 드렸습니다.

당연히 일주일도 지나지 않아서 통증이 급속히 감소하였고 현재는 건강하게 일상생활을 하고 계십니다.

디스크 질환은 다각적인 측면에서 접근이 가능해야 합니다. 단순히 MRI에 나오는 영상만으로 관리하면 안 됩니다. 디스크의 손상 자체의 문제인지, 체형 문제인지, 체질 문제인지, 습관 문제인지, 근육이 부족해서인지, 독소가 많아서 염증이 안 가라앉는지 등 여러 요인을 살펴봐야 합니다.

헤아릴 수 없는 많은 문제를 분석하고 그에 맞는 통찰력도 필요합니다.

2개월 동안 한의원과 정형외과에서
치료를 꾸준히 받았는데…

큰 체구의 중년 여성이 내원하셨습니다. 세 군데의 협착증이 있었고 다른 두 군데는 심한 퇴행성 디스크가 있는 환자분이셨습니다. 거동이 힘들 정도로 다리 통증이 심하였습니다.

환자분은 발병 후부터 꾸준히 한의원에서 약침 치료와 침 치료를 받고 정형외과에서도 물리 치료와 주사 및 약물 치료를 받아오셨다고 합니다. 하지만 통증은 전혀 줄지 않고, 수술하기에는 겁이 나서 저를 소개받았지만, 반신반의하는 마음이 느껴졌습니다.

엑스레이를 보니 50대 중반의 연배로 보기에는 척추가 많이 상해 있고, 체중이 많이 나가는 분이었습니다.

환자분께 활성산소형 디스크 체질과 태음인 사상 체질에 맞춰서 '재생 한약'을 처방했습니다.

그리고 얼마 지나지 않아 통증이 줄기 시작했고 2주가 지난 현재는 일상생활에 큰 지장 없이 생활하고 계십니다. 물론 진통제는 복용하고 있지 않습니다.

'재생 한약'이나 '봉약침'은 손상된 디스크와 신경이 재생되도록 하는 치료법이기에 몸의 회복력이 좋은 분들은 생각 외로 빠르게 호전됩니다.

특히 이분은 50대의 젊은 연배이시고 과체중이지만 그 몸을 유지할 수 있는 기초 체력이 있던 분이었고 '활성산소형 디스크 체질'은 독소만 배출시켜도 통증이 빨리 호전되기에 예상외로 빠르게 호전된 것입니다.

아직 완치된 것은 아니기에 몇 달간 꾸준히 치료해야 하겠지만, 특별히 무리만 하지 않으신다면 일상생활에 전혀 문제가 없을 것입니다. 다만, 다이어트가 향후 재발 여부를 결정할 듯합니다.

디스크를 치료했는데
체질도 좋아졌어요

얼마 전에 내원하신 수술 후 디스크가 재발한 환자분의 이야기입니다.

과거에 수술을 두 군데 받으셨는데, 최근에 디스크가 다시 심해졌다고 내원하셨습니다. 병원에서도 수술 후의 상태를 장담할 수는 없다고 했답니다.

환자분은 평소에 과로하는 일이 많고, 식습관이 좋지 않아서 재발한 '활성산소형 디스크 체질'이었습니다. '재생 한약'과 '활성산소형 디스크 체질환'을 드렸습니다.

환자분께서 증상이 호전되시면서 하시는 말씀이 변의 상태도 좋아지고 컨디션이 많이 좋아지셨다는 것입니다. 당연히 체질을 개선하면서 치료를 하니 몸은 최상의 컨디션이 되고 디스크도 잘 치료가 된 것입니다.

디스크,
수술 안 받고 좋아질까요?

오늘은 두 분이 치료를 마무리하며 MRI를 다시 촬영했습니다. 결과가 모두 좋게 나와서 온종일 기분이 좋습니다.

이 중에서 한 분은 제가 무척이나 애썼던 분입니다. 워낙 통증이 심하셔서 수술을 해야 하나, 말아야 하나 고민을 많이 했던 분이시죠. 소위 No. 1 환자분이셨습니다.

캠핑 마니아셔서 커다란 짐을 지고 여행을 다니시기에 누구보다도 수술에 대한 거부감이 크셨고, 치료에 적극적이셨던 분이셨습니다. 무엇보다도 그분의 긍정적인 마음이 저로 하여금 꼭 치료해 드려야겠다는 마음이 들게 만들었습니다.

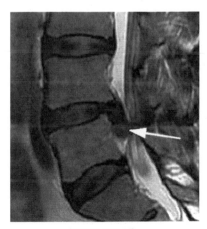

[한의학 치료 전]

두 달 정도의 힘든 치료 기간 후에 많은 호전이 있으셨고, 조금씩 운동과 가벼운 산행을 하시다가 최근에는 큰 짐을 지고 멀리 섬에 여행을 다녀오셨습니다. 그리고 오늘 MRI를 다시 촬영했습니다.

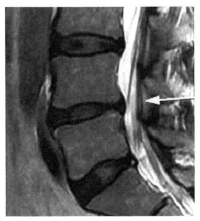

[한의학 치료 후]

한눈에 보아도 많은 호전이 있었고, 환자분께서도 "이게 되는구나… 되는구나… 반이나 들어갈까 했는데…" 하시며 좋아하셨습니다.

무엇보다도 그간 몸과 마음으로 고생을 하셨던 이 환자분께 박수를 드리며, 절대 방심하지 마시라고, 아직 다 끝난 것은 아니라고 말씀드렸습니다. 재발 방지 치료가 남았으니 말입니다. 그래도 오늘은 기분이 좋은 날입니다.

운동 중독으로 인한 척추 퇴행 및 추간판 탈출증

대부분의 사람이 건강을 위해서 운동하지만, '과유불급'이라는 말이 뜻하는 바와 같이 지나친 운동은 건강을 해칠 수도 있습니다.

다음의 환자분은 어느 날 생긴 허리 통증으로 인해 내원한 30대 환자분입니다. 이분은 운동광이라서 마라톤, 테니스, 스쿼시 등의 운동을 무척 좋아했고, 피곤한 날에도 여지없이 운동을 했다고 합니다.

운동하면 몸이 풀려서 좋고, 땀 흘린 뒤의 상쾌함과 스트레스 해소 덕분에 운동이 바로 삶의 낙이라고 하는 분이었습니다.

이분의 엑스레이를 보면 다음과 같습니다.

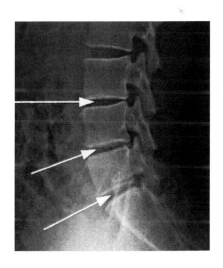

화살표로 표시된 디스크의 공간을 보면 위쪽의 정상적인 공간에 비해서 아주 좁아져 있다는 것을 알 수 있습니다. 그 뜻은 디스크가 많이 닳아 있다는 뜻입니다.

이번에는 이분의 MRI를 한번 보겠습니다.

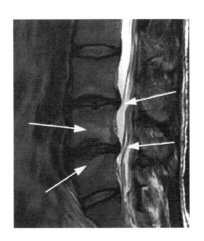

두 군데의 디스크에 문제가 있습니다. 둘 다 디스크가 까맣게 퇴행성 변화가 생겨 있고, 디스크 자체도 뒤로 돌출되어 있습니다. 게다가 젊은 나이임에도 불구하고 왼쪽 화살표로 표시된 바와 같이 요추 척추뼈 자체도 뼈의 퇴행성 변화가 진행되어 있습니다.

우리는 운동을 하면 몸이 강해진다고 생각합니다. 물론 적당한 운동은 몸을 강하게 하지만, 이처럼 충분한 휴식과 회복 없는 무리한 운동은 건강을 해칩니다.

남성의 경우 근육이 여성에 비해 발달되어 있기 때문에 병이 초기보다 조금 더 진행된 상태에서 발견되는 경우가 많습니다.

허리가 아픈데 강하게 한다고 지나치게 운동하면 더욱 허리를 손상시킬 수 있으니 운동으로 허리를 강화하기에 앞서서 진료를 받고 적당한 운동을 지도받길 바랍니다.

건장한 남자의
만성 통증

한눈에 보아도 오랫동안 웨이트 트레이닝을 해 오신 환자 한 분이 오셨습니다. 영화배우처럼 멋진 몸매를 가진 환자분은 보기와는 달리 목과 어깨의 통증, 등의 통증, 허리의 통증을 호소하고 있었습니다.

간혹 근육이 많으면 허리에 좋다는 생각에 무리하게 운동을 하는 경우가 있습니다. 내원하신 환자분도 몇 년 전에 디스크 치료를 받고 좋아지고 난 뒤 꾸준히 운동하시다 병이 나셨습니다.

병의 원인은 열정적으로 직장 생활을 하신 탓도 있었지만, 근육 강화 시에 균형 있게 근육을 키우지 못한 부분도 있었습니다.

우선 하체는 척추 기립근과 대퇴 사두근이 많이 발달되었고 상대적으로 슬괵근과 복근이 약한 상태로서 '하부 교차 증후군(Low cross syndrome)'이 두드러지게 나타나 있었으며 상체 또한 '상부 교차 증후군(Upper cross syndrome)'이 있는 상태였습니다.

환자분의 체질은 상체로 기가 유난히 많이 몰리는 타입의 소양인이었습니다. 그로 인해 젊은 연배에도 불구하고 전립선 쪽에도 기능 이상이 있는 상태였습니다.

환자분께는 추나 치료와 재생 한약 및 소양인 체질 보약을 함께 처방했습니다. 또한, 활성산소형 디스크 체질에 속해서 활성산소환도 함께 처방했습니다.

당연히 좋아지셨겠죠?

추나 치료는 제가 직접 몸을 써야 하기에 웬만해서 꼭 필요한 분이 아니면 잘 하지 않습니다. 하지만 이 환자분처럼 교정을 해야 하는 분은 반드시 해야 합니다.

워낙 몸이 좋으셔서 추나를 하기엔 좀 힘들지만, 그렇다고 한약하고 봉침만 놓는다고 해서는 낫지 않으실 것입니다.

어제도 환자분이 한 분 오셨는데 추나 치료로 디스크를 낫게 해달라고 오셨습니다. 그런데 막상 검진해 보니 추나 치료가 전혀 필요한 분이 아니셨습니다.

저희 한의원에 내원하는 환자분들 중에서 전신적으로 추나 치료가 필요한 분들은 30% 정도이고 대부분은 간단히 한두 군데만 교정해 드리면 되거나 그마저도 필요하지 않은 분들입니다.

만약 여러분께서 디스크나 협착증 환자이고 추나나 카이로프랙틱 또는 도수 치료를 받고 있음에도 잘 낫지 않는다면 여러분은 그러한 치료가 필요 없는 분이거나 현재는 추나 치료보다 더 중요한 다른 치료를 받아야 하는 경우일 것입니다.

옆 사람이 추나 치료를 받고 나았다고 해서 반드시 나도 꼭 추나 치료를 받고 나을 수는 없습니다. 사람마다, 병마다, 체질마다 치료 방법과 치료 순서는 천차만별이기 때문입니다.

협착증이 두 군데인데,
비수술 치료를 해 주세요

70대 초반의 아버님께서 오셨습니다. 첫인상이 무척 푸근하고 따뜻하셨습니다. 체구가 얼마나 크신지, 당장 저와 씨름을 해도 제가 질 것 같았습니다.

아버님의 병명은 협착증이었습니다. 젊어서부터 힘쓰는 일을 많이 하셨고, 현재까지도 왕성하게 활동하고 계셨기에 허리뼈 자체의 퇴행도 심하였고 협착증이 두 군데나 있었습니다.

병원에서는 다들 수술밖에 방법이 없다고 했다 합니다. 하지만 건강한 태음인 체질의 아버님은 타고난 근력과 뼈가 좋아서 이런 분은 수술보다 비수술 치료가 훨씬 예후가 좋습니다.

아버님 역시 협착증 수술을 한다고 완치가 되는 것은 아니지 않냐고 하시며 비수술적인 치료를 원하셨습니다.

일을 잠시 쉬시는 조건으로 3개월간 열심히 치료를 받으시기로 했습니다.

협착증을 치료하는 재생 한약에 태음인 보약을 가미하고 태음인에게 많은 몸의 독소를 제거하는 활성산소환을 처방했습니다. 그리고 봉침과 침 치료를 함께 진행했습니다. 잘 치료될 분이기에 저도 치료하면서 기분이 좋았습니다.

두 달가량이 지나고 나서 다리로 내려가는 통증, 엉치 통증, 허리 통증이 모두 사라져 생각보다 일찍 일에 복귀하실 수 있었습니다.

그리고 일 년에 두 번 정도 예방 차원에서 '재생 한약'을 드시면서 6년이 지난 지금도 왕성하게 현업에 종사하고 계십니다.

수술받으라던 협착증,
이젠 아프지 않아요

두 달 전에 모든 병원에서 수술을 권유받았지만, 거부하고 제게 오신 환자분 이야기를 한 적이 있었습니다.

70대의 연세에도 불구하고 현재도 왕성하게 사업을 하시던 분이셨는데, 협착증이 심하니 우선 일을 쉬자고 권유했습니다. 덕분에 한 달이 채 지나기도 전에 협착증이 상당히 좋아졌고 덕분에 한 달 만에 일을 다시 시작하셨습니다.

그리고 두 달이 된 지금, 아픈 것이 전혀 느껴지지 않는다고 하십니다.

아직은 안심할 시기가 아니라서 한 달간 재생 한약과 체질 한약을 합방한 협착증 한약을 드시도록 권유했고 다 나으신 뒤에도 몇 주에 한 번씩은 침을 맞으러 당분간 오시라고 지도해 드렸습니다.

체질에 맞는 재생 한약과 활성산소형 디스크 체질환 그리고 봉침 덕분에 제가 생각했던 것보다도 빠르게 회복되고 있습니다.

가끔 한약에 진통제나 스테로이드가 들어가냐고 물으시는데, 저희 한의원은 진통제나 스테로이드를 쓰지 않습니다. 아니, 의료법상 쓸 수가 없습니다.

협착증도 고치고
다이어트도 하고!

20kg 정도 되는 무거운 물건을 드는 일을 오랫동안 하시면서 심한 협착증이 생긴 환자분이 오셨습니다.

신경 성형술도 받았지만, 하루 이틀 지나면 통증이 다시 심해질 만큼 좋지 않은 상태의 환자분이셨습니다. 통증이 심해서 혼자서 오시지 못하고 배우자분의 부축을 받으며 오셨는데, 저희 한의원의 '재생 한약'과 '봉침 치료'만으로 완쾌되셔서 열심히 놀러 다니시다 최근에 저희 직원들에게 밥을 사 주시러 멀리서 놀러 오셨습니다.

완쾌될 무렵에는 저희 한의원의 '마황 없는 다이어트환'을 드시면서 식이 조절에도 성공하셔서 10kg 이상을 다이어트하셨습니다. 이번에 배우자분과 리마인드 웨딩을 하신다고 합니다.

많이 아프고 힘드셨을 텐데 저희를 믿어 주시고 따라 주셨고 그 결과 신나게 여행하며 다이어트까지 성공하신 박○○ 님께 감사의 말씀을 드립니다!

수술하지 않는
척추 전방 전위증 치료

"원장님이 나의 은인이야~!"

얼마 전에 요추 전방 전위증과 협착증을 앓는 중년의 여성 환자분께서 하신 말씀입니다. 이런 이야기를 들으면 한의사로서 참 보람됩니다.

이 어머님도 처음 저희 한의원에 내원하셨을 때는 반신반의하셨던 분이셨습니다.

한두 달 사이에 다리 통증과 허리 통증이 많이 사라져서 꾸준히 직장 생활도 잘하고 계십니다.

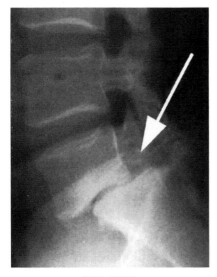

[전방 전위증]

"모든 병원에서 나사를 박는 수술을 받으라고 했는데…" 하셨던 분인데 지금은 은인이라고 하시니 감사할 따름입니다.

'전방 전위증' 하면 생각나는 분이 한 분 더 계십니다. 중년의 남자분이셨는데 통증으로 인해서 단 1~2분도 서 있지 못하는 상태였습니다.

척추 분리증과 전방 전위증, 특히 전방 전위증은 Grade 2에서 3으로 진행되고 있는 상태라 한눈에 보아도 심각한 상태였습니다. 이로 인해 협착증이 발생한 상태였습니다.

환자분에게 한 치료는 다음과 같습니다.

① 손상된 디스크와 신경을 재생하는 체질에 맞춘 재생 한약.
② 기울어지고 밀려 나간 척추를 안정시키고 바로잡는 추나요법.
③ 주변의 염증과 근육을 풀어주는 침과 물리 치료.
④ 염증을 줄이고 재생을 도와주는 봉약침.

치료가 시작되고 한 달이 채 지나지 않아 통증은 빠르게 호전되었고 총 3개월의 치료 후에 환자분은 통증이 전혀 없이 일상생활도 가능하시고 하루에 2시간 이상 서 있어야 하는 일을 계속하셔서도 거뜬하셨습니다.

심지어 아파트 단지 내에서 개최된 배드민턴 대회에 나가서 상금도 타 오실 정도였습니다. 그리고 시간이 지나도 통증은 재발하지 않았고, 한 번씩 허리에 신호가 올 것 같으면 추나 치료와 봉침 치료만 한두 번 정도 받으셨습니다.

전방 전위증은 수술밖에 해답이 없다고 생각하는 분이 많습니다. 하지만 우리의 척추는 그렇게 호락호락하게 만들어져 있지 않습니다.

6장

근육부족형
디스크 체질

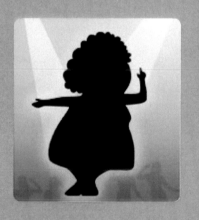

근육부족형

근력이 약하며, 집안일 외에는 운동하지 않는 타입

근육부족형
디스크 체질이란?

다음에 열거한 4가지 항목 중 2가지 이상 포함되면 '근육부족형' 디스크 체질입니다.

① 50대 이상의 여성이다.
② 집안일 외에는 운동을 하지 않는다.
③ 담이 자주 결린다.
④ 삭신이 자주 아프고 뻐근하다.

운동을 많이 하는데
왜 근육부족형인가요?

여성의 경우 디스크 체질 중에서 '근육부족형'이 참 많습니다.

환자분들은 평소에도 많이 걷는다고 이야기하지만, 평지 걷기는 빠르게 걷지 않는 이상 근육을 단련해 주는 효과가 크지 않습니다.

물론 헬스장에서 허리 강화를 하면 좋지만, 현실적으로는 쉽지 않습니다. 코어 운동이 가정에서 하기에 가장 좋은 운동이지만, 근력이 많이 약한 분들에겐 이 또한 부담이 많이 되고 오히려 통증을 유발하는 경우도 많기에 디스크 치료 초기에는 권장하지 않습니다.

제가 개인적으로 가장 많이 권장하는 것은 '계단 오르기'입니다.

요즘은 대부분 아파트에서 살기에 엘리베이터가 있습니다. 계단을 이용해서 올라가고 내려올 때는 엘리베이터를 이용하도록 합니다.

계단 운동은 하체와 허리를 강화해 주고 오르는 층수를 조절하면서 본인의 역량에 맞게 운동할 수 있기에 가장 권할 만합니다.

이때는 빨리 오르기보다는 한 걸음씩 정성껏 오르고 허리와 가슴을 펴고 걷도록 해 주십시오.

등산도 좋지만, 등산은 하산할 때 다소 충격이 있고, 바쁜 현대인에게는 현실성이 떨어집니다.

다리가 저리고 거동이 힘든 상황에서는 우선 휴식과 치료가 우선이고 통증이 어느 정도 잡히고 근력을 키우는 단계에서 계단 오르기를 권합니다.

계단 오르기가 쉬워졌을 때, 그때부터 코어 운동을 권장합니다.

운동을 반드시 해야
좋아지는 디스크의 예

디스크를 치료하는 중에 다른 어떤 치료보다 운동이 중요한 환자분들을 만납니다.

'디스크는 심하지 않은데, 근육량이 무척 적은 경우'. 이런 경우에는 통증이 심하든, 심하지 않든 호전이 느리거나 재발이 반복됩니다. 자, 다음 환자분의 경우를 보겠습니다.

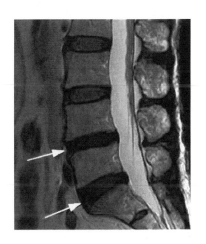

옆 모습으로 보면 L4~5, L5~S1 부분에 퇴행성 디스크와 가벼운 디스크가 있습니다. 이 정도의 디스크로는 허리 통증이 없는 분들도 있습니다. 하지만 이분은 허리 통증 때문에 조금만 무리해도 힘들어하시는 중년의 여성이셨습니다. 이분의 근육 상태를 보겠습니다.

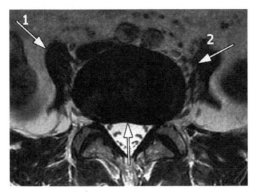

[근육이 부족한 허리]

영상에서 1, 2번으로 표시된 부분이 '장요근'이라는 허리 근육(L4~5 level)입니다. 가운데 까맣고 동그란 디스크의 크기와 비교해 보면 근육은 디스크의 1/5도 안 되는 크기입니다. 다음의 다른 환자분과 비교를 잠시 해 보겠습니다.

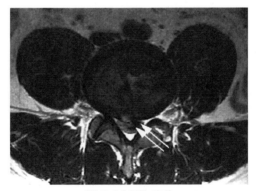

[근육이 충분한 허리]

이분의 경우에는 디스크의 크기와 비슷한 크기의 근육이 양옆에 자리 잡고 있습니다. 근육량이 아주 적다고 해도, 디스크 크기의 적어도

1/2 이상은 되어야 하나, 앞선 여성 환자분의 경우 근육이 너무 적기 때문에 조금만 일해도 금방 디스크에 무리가 가서 허리 통증이 생겼던 것입니다.

용하다는 데는
다 다녔는데 안 나아요

　60대 나이의 여자분이 허리 통증, 어깨 통증, 손목의 통증으로 내원하셨습니다. 오랜 기간 통증을 겪고 있었고, 용하다는 병원, 한의원은 다 다녀 봤지만 치료받을 때만 괜찮았다고 하십니다. 병원에서 검사해 보면 연세에 따른 퇴행성 외에는 큰 문제는 없다고 합니다.

　"운동하세요. 그리고 적당한 고기나 생선과 같은 육류를 적어도 이틀에 한 번은 드세요."

　이분은 운동이 생명줄입니다. 왜냐하면 이 환자분은 디스크 체질 중에서 '근육부족형' 체질이었기 때문입니다. 병은 심하지 않은데 근육이 약해서 쉽게 통증이 오는 체질이 근육부족형 디스크 체질입니다.

　아무리 좋은 침을 맞고, 좋은 약을 먹더라도 이런 체질은 어느 정도 이상으로는 좋아지지 않습니다. 뼈도 약하고 체력도 약하며 회복력도 약해서 믿을 것은 근육밖에 없는데, 운동도 안 하고, 먹는 음식이라곤 김치, 나물밖에 없고….

　"어쩐지, 가을에 등산 다닐 때는 허리가 훨씬 덜 아팠어요~!"

　한약도 필요 없고, 봉침도 필요 없고, 운동해서 근육을 키우실 동안에는 침이 필요하니 그동안만 침 맞으러 오십시오. 명의는 어머니 근육 안에 있습니다.

호전되었다가 재발한
디스크 환자

쉽게 재발하는 요통을 호소하는 환자분이 내원하셨습니다. 과거에 모 한방 병원에서 치료를 받고 호전되던 중에 바쁜 직장 생활로 인해 치료를 중단하고 지내고 있었는데 조금만 무리를 해도 통증이 재발해서 주변의 소개로 내원하셨습니다.

환자분의 척추 검진상 특별히 체형의 문제는 없었습니다. 다만, 환자분은 다소 체중이 나가는 상황에서 근육이 부족한 '근육부족형 디스크 체질'에 해당되었습니다.

디스크의 상태는 MRI가 없어서 알 수 없으나 말씀하신 증상과 재발하는 상황으로 보아서는 돌출성 디스크에 퇴행성 디스크가 겹쳐 있는 상황으로 추정되었습니다.

습관적으로 재발하는 요통의 원인은 무척 다양합니다. 이 환자분은 초기에 한방 병원에서 적절한 치료를 받으셨으나 치료 중에 스스로 중단하면서 디스크가 충분히 회복되지 않은 상태로 멈춘 것입니다.

근육이 충분했던 분이라면 재발이 적었겠으나 근육량도 적고, 과체중에 직장 생활도 바쁘게 하셔야 했기에 디스크가 쉽게 재발했습니다.

환자분께는 우선 통증이 잡히더라도 제가 치료 종료라고 선언하기 전까지는 치료를 지속하도록 말씀드렸고, '재생 한약'과 '봉약침' 치료를 꾸준히 받도록 했습니다.

아직 근육을 강화시키기에는 통증이 있었기 때문에 당분간 운동은 쉬고, 음식 조절을 통해 다이어트를 하시도록 했습니다.

많은 분이 통증이 호전되면 디스크가 나았다고 생각합니다. 그래서 쉽게 치료를 종료하고 무리하게 됩니다. 치료 종료를 선언하기 전까지는 꾸준히 치료받으시기 바랍니다.

만성 목 디스크는
다방면으로 접근해야 합니다

만성 목 디스크 환자분이 오셨습니다. 환자분께서는 사무직으로서 온종일 컴퓨터 앞에서 근무하신다고 합니다. 병원에서 물리 치료도 받아 보고 약도 먹어 보았지만, 효과가 없었다고 합니다. 주사 치료를 권유받았지만, 스테로이드에 대한 거부감이 들어서 맞지 않으셨다고 합니다. 그리고 돌고 돌다가 지인의 소개로 저희 한의원에 방문하셨습니다.

환자분이 들어오시는데 딱 '골골팔십형', '근육부족형' 디스크 체질임을 알 수 있었고, 진맥하고 나니 소음인 중에서도 가장 체력이 약한 타입의 소음인임을 확인할 수 있었습니다.

이런 타입의 환자분은 주사 치료, 물리 치료 등의 기존 치료로는 효과가 없습니다. 말 그대로 '그때뿐'입니다. 반드시 재생 한약에 '체질 보약'이 들어가야 하며 충분한 휴식과 수면을 취해야 합니다.

환자분은 여건상 쉴 상황이 아니셨기에 체질 보약을 포함한 재생 한약을 처방하였고 한약을 드시고 얼마 되지 않아서 통증이 거의 사라졌습니다.

가끔 사람들은 병에 집착한 채로 큰 틀을 보지 못합니다.

이 사람이 병 때문에 아픈 것인지, 체질 때문에 아픈 것인지, 독소 때문에 아픈 것인지, 체형 때문에 아픈 것인지, 허해져서 아픈 것인지, 근육이 없어서 아픈 것인지 명확하게 판단해야 제대로 치료할 수 있습니다.

퇴행성 디스크가 심하니
고쳐 주세요

배우자분과 함께 여성 환자 한 분이 내원하셨습니다. 30대 여성인 이 환자분은 나이에 맞지 않는 심한 퇴행성 디스크로 고생하고 계셨습니다.

나름대로 관리를 해 왔지만, 조금이라도 무리한다 싶으면 곧바로 허리 통증이 나타났기에 직장 생활은커녕 육아도 조심스럽게 해야 하는 상황이었습니다.

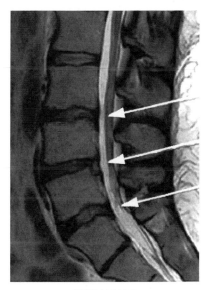

[퇴행성 디스크]

체성분 검사를 통해 '근육부족형' 디스크 체질임을 알 수 있었고, '평발관절형' 및 '골골팔십형' 디스크 체질도 어느 정도 영향을 주고 있었습니다.

최근에는 우측 늑골 후연 쪽에 통증이 생겨서 새벽마다 통증에 시달리고 있었습니다. 신기한 것은 오전 10시가 지나면 통증이 상당 부분 줄어든다는 점이었습니다.

이러한 통증은 디스크 자체의 통증이 아니라 근막, 근육, 인대성 통증임을 뜻합니다. 심한 퇴행성 디스크로 인해 디스크가 충격 흡수 및 유연성 작용을 할 수 없으므로 주변의 근육과 인대가 피로해집니다.

그런데 근육이 부족하고 인대가 약한 환자분은 근육과 인대가 충분히 일을 해내지 못하고 미세한 손상이 쌓여서 결국 통증을 일으키게 된 것이었습니다.

이에 환자분의 상태에 맞춰서 집에서 할 수 있는 운동을 가르쳐 드리고 꾸준히 치료를 받으시도록 지도하였습니다.

이런 체질은 하루아침에 좋아지지 않습니다. 그래도 3개월 이상 꾸준히 노력하시면 과거와는 비교가 되지 않을 만큼 튼튼한 허리를 가질 수 있습니다.

협착증 수술 1년 만에
재발한 환자분의 치료

작년에 저희 67세의 마음씨 좋은 할머니가 한 분 오셨었습니다.

국내 유명 척추 전문 병원에서 협착증 수술을 받고 잠시 호전되었다가 1년 만에 재발해서 수술 권유를 받았지만, 수술에 회의를 느껴서 저희 한의원을 찾아오신 분입니다.

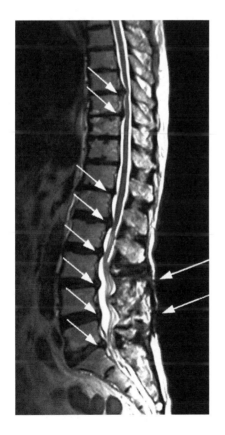

오른쪽의 큰 화살표를 보면 수술한 흔적들이 크게 남아있고, 수술 이후에도 왼쪽의 작은 화살표처럼 척추 상태가 매우 좋지 않은 것을 알 수 있습니다. 수술은 한두 군데 할 수 있지만, 이렇게 여러 군데가 좋지 않을 경우에는 수술도 큰 도움이 되지 않습니다.

다행히 여러 개의 손상된 디스크를 재생시켜서 치료해 드린 결과, 올해에 김장을 두 번씩이나 하셨는데도 거뜬하게 지내셨다고 합니다.

이번에 얼음판 위에서 미끄러

져 크게 넘어지셨음에도 근육통 외에는 특별한 증상이 없으셨으니, 한의학의 재생 치료가 질병을 치료하는 것뿐만 아니라 척추를 더욱 강하게 만들어 준다는 점을 새삼 느낄 수 있었습니다.

협착증 수술을
해야 한대요

협착증으로 진단받은 환자 한 분이 오셨습니다. 허리와 다리의 통증으로 인하여 집 근처 척추 전문 병원에서 MRI를 찍었는데 진료실에서 MRI를 보자마자 당장 수술을 해야 한다고 했다 합니다.

주위에서 "허리 수술은 함부로 하는 게 아니다."라는 이야기를 자주 들었던 터라 주변의 소개로 내원하신 것이었습니다.

MRI의 상태를 보니 L4~5부분의 협착증이 심하게 있었습니다. 허리를 잡아 주는 근육 또한 부족한 상태였습니다. 하지만 협착증이 심하다고 해서 무조건 수술해야 하는 것은 아닙니다.

이 환자분 같은 경우에는 다음과 같이 치료 계획을 잡았습니다.

첫째, 안전하고 과학적으로 입증된 재생 한약을 통해 손상된 디스크와 신경을 재생하도록 했습니다.
둘째, 소음인 체질 보약을 가미하여 협착증의 자연 치유력을 최대한 끌어올렸습니다.
셋째, 근육부족형 디스크 체질이기에 근육부족환을 처방해 드렸습니다.
넷째, 염증을 가라앉히고 통증을 제어하며 자생력을 끌어올리는 봉약침을 시술했습니다.

다섯째, 그 외에도 침 치료를 해드렸고, 추나 치료는 현재 불가한 상태라 우선 시행하지 않았습니다.

약 3개월간 한약을 복용하도록 지도해 드렸고, 봉약침은 6개월간 시술받도록 지도해 드렸습니다. 운동은 처음 한 달간은 통증이 없는 범위 내에서 보행 운동만 하도록 했고 통증이 호전되면 근육부족형 디스크 체질을 개선하는 운동을 가르쳐 드리기로 했습니다.

물론 지금은 건강하게 지내시며 가끔 침 맞으러 내원하고 계십니다.

척추 전국 시대, 최후의 한방 디스크 체질

7장

평발관절형 디스크 체질

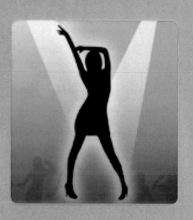

평발관절형

평발이며, 관절이 지나치게 유연한 타입

'무른 관절'과
디스크의 예후

다음에 열거한 5가지 항목 중에서 2가지 이상 포함되면 '평발관절형' 디스크 체질입니다.

① 구조적 또는 기능적 평발이다.
② 무릎을 펴면 180° 이상 꺾인다.
③ 팔꿈치를 펴면 180° 이상 꺾인다.
④ 평상시에 발목이나 관절을 자주 삔다.
⑤ 한 발로 중심 잡기가 잘 되지 않는다.

우리의 몸은 '뼈'라는 기둥들이 인대나 근육과 같은 조직들과 서로 얽혀서 우리 인체를 굳건하게 지켜주고 있습니다. 따라서 이 기둥이 약하면 우리의 인체 또한 쉽게 무너지게 됩니다.

그런데, 안타깝게도 모든 사람의 골격이 튼튼한 것은 아닙니다. 각 골격과 관절이 서로 견고한 사람이 있는 반면에 견고하지 않아서 쉽게 꺾이고 정상적인 움직임 범위보다 더 많이 움직이는 사람이 있습니다. 잠시 다음의 그림을 보고 비교해 보겠습니다.

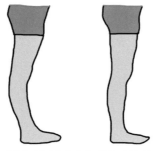

[과신전된 무릎(좌)과 정상 무릎(우)]

이 그림의 오른쪽은 정상적인 관절을 가진 사람들의 모습입니다. 반면에 왼쪽 사람은 정상적인 관절보다 연하여 관절 가동 범위가 정상보다 더 많이 움직이는 소위 '무른 골격'을 가진 사람의 모습입니다.

일반적으로 무릎은 쭉 펴도 180° 이상 펴지지 않아야 하지만, '무른 관절'을 가진 사람은 무릎이 180° 이상으로 더 꺾이게 되어서 오른쪽 그림처럼 X자 형태의 다리가 됩니다.

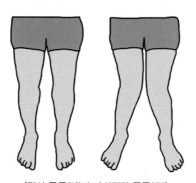

[정상 무릎(좌)과 과신전된 무릎(우)]

발의 모양 또한 무른 관절 때문에 외관상으로는 평발이 아닌 사람도 걷거나 체중을 싣게 되면 발이 평발이 됩니다.

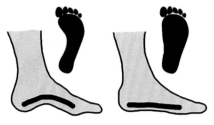

[정상 발(좌)과 평발(우)]

이와 같은 '무른 골격'을 가진 사람들은 팔꿈치도 180° 이상 꺾이며, 척추 또한 다른 관절보다 잘 꺾이고 약합니다. 따라서 척추뼈, 척추 디스크 및 척추 주변의 근육과 인대에 과부하가 걸려서 디스크 탈출과 같은 질환이 쉽게 생깁니다.

더욱더 안타까운 것은 회복 속도 또한 느리다는 것입니다. 디스크에 걸리면 척추가 제 기능을 잘 못 하기 때문에 주변 인대나 근육이 디스크를 대신해서 충분히 일해야 하는데, '무른 관절'은 디스크를 대신해야 하는 다른 조직들이 '물러서' 충분히 역할 분담을 못 하게 되고 예후에 악영향을 끼치게 됩니다.

이는 비단 척추 질환뿐만 아니라, 퇴행성 관절염, 오십견 등 여러 가지 근골격계 질환에 쉽게 걸리는 원인이 됩니다.

그렇다면 이에 대한 해결책은 무엇일까요?

바로 '운동'입니다. 꾸준한 운동으로 근육과 인대를 튼튼히 해 준다면 뼈나 디스크 또는 연골에 무리가 가지 않게 되고, 그만큼 디스크 질환이나 퇴행성 질환을 예방할 수 있습니다.

내가 평발이거나 무릎이나 팔꿈치가 180° 이상 과신전된다면 나는

'무른 관절 체질'이니 반드시 적절한 운동을 통해서 근육과 인대를 강화해야 합니다.

엄마는 골골팔십형,
따님은 평발관절형 디스크 체질

사이좋은 모녀가 오셨습니다. 두 분 다 허리가 아프시고, 따님은 다리까지 저린데 병원에서 CT와 MRI 결과상으로는 특별한 문제가 없다고 하여 내원하셨습니다.

엄마의 체질은 딱 봐도 소음인이었습니다. 특히 기가 약하고, 기관지와 폐, 소화기가 약한 소음인이었습니다. 특히 이 타입의 소음인은 폐경 이후에 체력이 급격히 약해지고 척추와 관절에 통증이 오기 시작합니다. 다행히 꾸준히 몸 관리를 하셔서 근육부족형까지 진행되지는 않으셨습니다. 하지만 '골골팔십형' 디스크 체질로 판정되었습니다.

골골팔십형 디스크 체질은 병에 비해 통증을 더 느끼며 체력과 컨디션 여하에 따라서 통증의 증감이 있는 체질입니다. 이 체질은 척추에 좋은 한약을 쓴다고 해서 호전이 되지는 않습니다. 반드시 체력을 보강하는 보약을 함께 써야 통증에서 해방됩니다.

따님 또한 척추는 퇴행조차도 없었습니다. 역시나 딱 봐도 소음인이었습니다.

그중에서도 척추 관절이 연하고 무르며, 간의 해독 기능이 약해서 알레르기 및 염증이 잘 생기는 소음인이었습니다. 자궁도 약했습니다. 따님의 디스크 체질은 '평발관절형'이었습니다. 발은 기능성 평발, 무릎은 과신전, 고관절은 보상적으로 근육이 발달했지만, 체중이 늘고 식습관 관리가 안 되면서 몸의 염증 반응과 근육의 피로가 쌓여서 중둔근이라는 엉덩이 근육에 근막동통증후군이 생긴 것이었습니다. 그 결과 발까지 저림이 나타난 것이었습니다.

어머님은 열심히 체질 관리 및 체력 관리를 하시면 낫는 병이었고, 따님 역시 체질 관리 및 체력 관리를 하시면 낫는 병이었습니다.

대신 두 분 다 소음인이시지만, 스타일이 다른 소음인이었기에 각자에게 맞는 소음인 처방과 디스크 체질 관리법을 가르쳐 드렸습니다. 특히 따님께서는 여드름도 많고, 임신 준비 중이었기에 더 열심히 관리하셔야 한다는 말씀을 덧붙였습니다.

이렇게 통증의 원인을 찾지 못하는 분들에게 원인을 찾아드리면 어려운 수학 문제를 해결한 것처럼 통쾌합니다.

물론 두 분 다 건강한 몸을 되찾으셨고 따님 또한 임신 및 출산도 건강하게 하셨습니다. 이미 5~6년이 지났지만, 꾸준히 관리를 받으시면서 지금도 건강을 잘 유지하고 계십니다.

디스크도 낫고,
비염과 부종까지 좋아졌어요

앞서 허리 아픈 모녀의 이야기를 했습니다.

어머니의 통증은 현재 거의 잡혀서 최근에는 한약을 끊고 운동의 비중을 높이기 시작했습니다.

오늘 상담을 진행하면서 어머니께서 그런 말씀을 하셨습니다.
"원장님. 디스크를 치료하는 약에 비염약하고 부종약이 들어가나 봐요."

무슨 뜻인지 여쭤보니 치료를 받으면서 비염과 부종이 사라지셨다고 합니다.

당연한 결과입니다. 어머니의 디스크는 골골해서 생긴 디스크였기에 치료용 한약에는 재생 한약 외에도 어머님 체질에 맞는 보약이 많이 들어갔기 때문입니다.

골골팔십형 디스크 체질, 그것도 사상 체질로 소음인 타입의 환자분들은 재생 한약만 쓰면 효과는 50%밖에 나타나지 않습니다. 반드시 자생력을 높여 주는 체질 보약을 함께 처방해 드려야 효과가 납니다. 그 결과 디스크 체질과 사상 체질이 건강해지면서 비염과 부종이 좋아진 것입니다.

디스크 체질은 제가 20년 가까이 연간 만 명 이상의 임상 경험을 통해 체득한 저희 한의원만의 진단과 치료 노하우입니다. 거기에 한의학의 최대 장점인 자생력을 높여 주는 사상 체질 처방과 디스크와 신경을 재생하는 디스코 한의원만의 재생 한약이 삼총사가 되어 환자분이 치료된 것입니다.

이와 같이 큰 병원에서도 치료하지 못한 환자분들이 치료가 되면 척추와 마비 질환을 치료하는 전문의 한의사로서 큰 보람을 느낍니다.

제3부

디스크 협착증 치료
- 그 오해와 진실

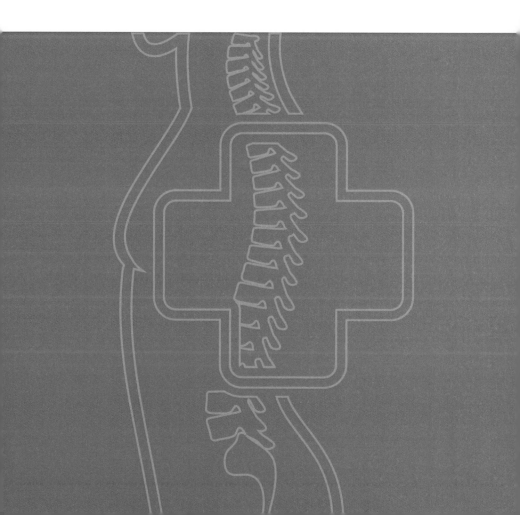

8장

넘치는 정보가
치료를 망친다

넘치는 정보가
치료를 망친다

저희 한의원은 여러 병의원을 돌고 돌다 오시는 분들이 많습니다. 그렇다 보니 환자분들 모두 여기저기서 들은 정보, 검색한 정보로 나름대로 관리하는 경우를 흔하게 봅니다. 잘 관리하고 계신 분들도 계시지만, 그렇지 못한 경우도 참 많이 봅니다.

예를 들어, 협착증이 걸린 환자분이 맥켄지 운동을 한다거나, 디스크 파열로 통증이 심한 분이 통증을 견디며 요가를 하는 경우를 보게 됩니다. 아픈 다리를 붙잡고 걷기 운동을 하거나 저린 팔을 붙잡고 목 스트레칭을 하는 경우도 자주 봅니다.

맥켄지 운동도 사람에 따라서는 해가 될 수 있습니다.

이론과 실전은 다릅니다. 저 역시 인턴 시절에는 교과서적으로 운동을 시켰습니다. 하지만 어떤 환자분은 좋아지고 어떤 환자분은 더 아파하는 경우를 겪게 되면서 운동이 모든 환자에게 똑같이 적용될 수 없다는 것을 알게 되었습니다.

같은 디스크 환자라도 맥켄지 운동이 도움이 되는 사람이 있고, 해가 되는 사람도 있으며, 걷기 운동이 도움이 되는 사람이 있고, 해가 되는 사람도 있습니다. 수영조차 회복에 악영향을 끼치는 경우도 많습니다.

무조건 디스크나 협착증에 좋은 운동은 없습니다. 환자의 체형, 병의 상태, 근육의 양, 체력 등을 모두 고려해서 판단해야 합니다.

통증은 우리 몸을 보호하는 신호등입니다.

만약 혼자서 운동을 해야 할 상황이라면 내 몸의 '통증'에 귀 기울이십시오. 통증은 내 몸을 보호해 주는 신호등입니다. 매스컴에서 걷기가 좋다고 해서 걷는데, 통증이 생긴다면 우선 치료에 더 전념하시고 운동은 잠시 쉬거나 더 줄이십시오.

인터넷에서 맥켄지 운동이 좋다고 해도 맥켄지 운동을 하면서 통증이나 저림이 심해진다면 잘못된 자세로 운동을 하고 있거나 맥켄지 운동 자체가 적합하지 않은 체형이나 상태이니 반드시 운동을 멈추고 꼭 주치의와 상담하셔서 적합한 운동을 지도받으시길 바랍니다.

병을 치료함에 있어서 열정적이고 적극적인 자세는 좋으나 지혜 없는 열정은 몸을 해칠 수 있으니 주의해야 합니다.

추나 치료하면
디스크와 협착증이 낫는다던데…

"디스크가 파열되었대요. 추나 치료해서 고쳐 주세요."

저도 추나 치료로 고쳐드리면 얼마나 좋겠습니까. 하지만 병의 이름은 같아도 치료는 같지 않습니다. 예를 들면, 같은 암이라도 그 기수와 부위 등에 따라서 방사선 치료, 항암 치료, 수술 등 상황에 따라서 다르게 치료하는 것과 같습니다.

다음의 두 환자분을 예로 들겠습니다.

이 환자분은 한눈에 보아도 몸이 많이 틀어져 있습니다. 고관절도, 골반도, 허리도 많이 틀어져 있었고, 다리 길이도 차이가 있어서 추나 치료와 다리 길이를 맞춰 주는 힐 리프트까지 처방해서 골반을 교정하면서 디스크를 치료했습니다.

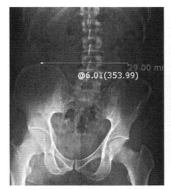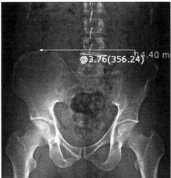

[힐 리프트와 교정으로 바로잡아야 하는 허리]

반면 다음의 환자 역시 디스크 환자였고, 환자분은 몸이 틀어진 것 같다고 교정을 받고 싶다고 했습니다.

하지만 엑스레이상으로는 교정할 문제가 발견되지 않았고, 재생 한약과 봉침 치료만으로 완치했습니다.

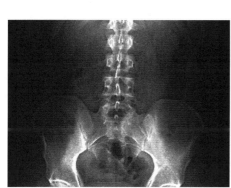
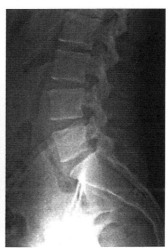

[특별히 교정할 필요가 없는 허리]

추나 치료로 디스크를 좋아지게 할 수는 있습니다. 하지만 추나 치료가 디스크 치료에 아무 소용이 없거나 보조적인 치료에 불과할 때도 많습니다.

정확하게 진단하고 그에 맞게 치료해야 디스크를 제대로 완치할 수 있습니다.

봉침, 약침 맞으면
디스크와 협착증이 낫는다던데…

"봉침, 약침을 맞으면 디스크, 협착증이 낫나요?"

한편으로는 맞고 한편으로는 틀립니다. 봉침과 약침으로 디스크와 협착증이 좋아지는 경우는 아래와 같습니다.

① 초기 디스크, 협착증.
② 근육이 좋은 경우.
③ 체력과 회복력이 좋은 경우.

한편 다음과 같은 경우는 '재생 한약'과 '봉약침'을 병행하는 것이 좋습니다.

① 중기 이후의 디스크, 협착증.
② 팔 또는 다리 저림이 있는 경우.
③ 시술이나 수술에도 효과가 적은 경우.

그렇다면 언제까지 치료를 받는 것이 좋을까요?

① 통증이 사라지고 그 상태가 한 달 정도 유지되었을 때.
② 장거리 운전이나 등산에도 통증이 생기지 않을 때.

보통 70~80% 정도 좋아지면 치료를 중단하는 경우가 많은데, 그런 경우 몇 개월 뒤에 다시 아파지는 경우를 흔히 봅니다.

　보통 좋아지다 보면 생활도 바쁘고 귀찮아지기도 하고 비용도 부담되어서 중단하는 경우가 있는데, 완벽한 치료를 위해서라도 꼭 끝까지 치료받으시길 바랍니다.

허리에 좋지 않은 운동
- 윌리엄 운동 vs 맥켄지 운동?

인터넷은 참 편리합니다. 웬만한 것은 검색하면 나오기 때문입니다.

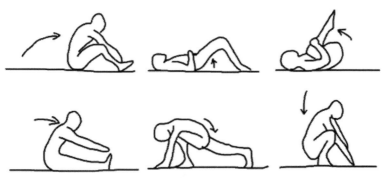

[윌리엄 운동]

디스크 환자 중에서 이 운동을 하는 분들을 자주 보게 됩니다. 동작은 다양하지만, 그 핵심은 허리를 굽혀주는 데 있습니다. 허리를 늘려서 디스크가 들어갈 수 있도록 하는 데 목적이 있는 운동입니다.

윌리엄 운동은 불과 10년 전만 해도 적극적으로 권유하던 운동 중하나였습니다. 하지만 10년이면 강산이 변한다고 하나요? 지금은 권하지 않는 운동이 되었는데, 그 이유는 다음과 같습니다.

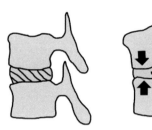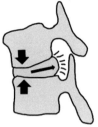

[정상 요추(좌)와 굴곡된 요추(우)]

　허리를 구부리면 요추는 굴곡됩니다. 요추가 굴곡되면 그 사이에 있는 디스크는 뒤쪽으로 밀려 나가는 힘이 발생합니다. 그 결과로 디스크가 더 튀어나올 수 있습니다.

　가끔 허리 디스크 진단을 받고 윌리엄 운동을 무리하게 하다가 디스크가 더욱 심해지거나 돌출되었던 디스크가 파열되는 경우를 보게 됩니다. 환자분께는 그런 동작을 하지 말라고 말씀드리지만, 인터넷에 나왔다고, 디스크 책을 보면 권장하는 운동이라고 열심히 하시다 낭패를 보기도 합니다.

　이와는 반대로 허리를 신전하면 튀어나온 디스크는 닫히는 기전이 작용합니다. 이런 운동을 맥켄지 운동이라고 합니다. 요즘은 이 운동을 많이 권유합니다. 하지만 이 운동 역시 하고 나서 통증이 심해지는 경우를 심심치 않게 봅니다.

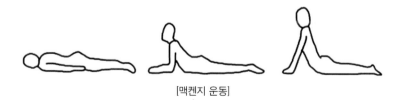

[맥켄지 운동]

특별히 권유하는 운동을 듣지 못하셨다면 윌리엄 운동보다 맥켄지 운동을 먼저 시도해 보시되, 맥켄지 운동을 하면서 이전보다 더 저리거나 더 아프면 이 또한 중지하고 주치의와 적절한 운동을 상의해 보시기 바랍니다.

양심 있는 의사는
함부로 시술과 수술을 권하지 않는다

양심 있는 의사는 함부로 시술과 수술을 권하지 않습니다.

저희 한의원에는 대부분 2~3곳 이상의 병·의원이나 한의원을 다니다 오신 분들이 많기에 병원마다 진료를 어떻게 하는지 어느 정도는 알고 있습니다.

어떤 병원은 수술부터 권하고, 어떤 병원은 시술부터 권하고, 어떤 병원은 위로를 하고, 어떤 병원은 겁부터 주고, 심지어 어떤 병원은 특정 병원을 알려 주며 그 병원에서만 수술하라고 강요하는 곳까지 있습니다.

시술이나 수술이 최선의 방법은 아닙니다. 시술도 결국 스테로이드와 마취제를 사용하는 치료에 불과하고 수술은 다친 손을 자르는 것과 같습니다. 즉, '임기응변'이지, '근본 치료'라 할 수는 없습니다. 그래서 가급적 수술이나 시술을 권하지 않는 것이 일류 병원에서의 진료 방식입니다.

얼마 전에 환자 한 분이 무릎이 아프다고 오셨습니다. 과거에 허리 디스크 수술을 권유받았지만, 제가 수술 없이 치료해 드렸던 환자분입니다.

무릎이 아파서 광고를 많이 하는 한 병원에 갔더니 "연골이 많이 손상되었으니 더 나빠지기 전에 수술을 받아라."라고 했답니다. 워낙 여기 저기 병원에서 많이 속았던 분이었기에 수술을 거절하고, 평소에 다니던 작은 의원에 갔더니 "연골도 이 정도면 괜찮고 지금은 인대 문제이니 물리 치료와 소염제만 드시라."라고 했답니다.

두 군데의 얘기가 전혀 다르니 먼 길임에도 제게 찾아오셨습니다. 알고 보니 무릎을 꿇고 방을 많이 닦다가 생긴 슬개골하 점액낭염이었습니다. 큰 병원은 무릎 수술을 권하고, 작은 병원은 소염제나 먹으라 하고….

의사마다 견해가 다르겠지만, 수술을 권한 병원을 전력을 잘 알기에 단순히 견해 차이는 아니라는 것을 잘 알았습니다. 유명하다고, 큰 병원이라고 다 믿는다면 당신은 호구가 될 수 있습니다.

척추, 수술로
강해지지 않는다

주변을 둘러보면 디스크 수술 후에도 여전히 통증을 느끼는 사람을 흔히 볼 수 있습니다. 수술은 잘됐다고 하는데 통증은 여전히 있습니다. 어떤 경우에는 심한 다리 통증은 호전되었으나 허리 통증이 계속 되는 경우도 있습니다.

그래서 수술을 하고 통증이 좋아진 사람은 수술을 권하고, 수술을 하고도 통증이 여전한 사람은 수술을 절대로 권하지 않습니다.

이렇게 사람마다 수술의 결과와 수술에 대한 인식이 다른 이유는 무엇일까요?

사실, 디스크를 수술로 고쳐야 하는 경우는 전체 디스크 환자의 5%에 불과합니다.

① 팔 또는 다리가 50% 이상 마비되어 움직일 수 없는 경우.
② 대소변을 가리지 못하는 마미증후군.

이와 같은 경우 이외에는 최소 6개월 동안의 물리 치료나 한의학적 치료를 적극적으로 권유하고 있습니다.

위의 두 가지는 척추 신경이 심각하게 손상된 증상으로서 이 경우가 아니면 수술이 아니어도 치료가 대부분 가능합니다.

그렇다면 수술을 하더라도 증상이 남아있는 이유는 무엇일까요? 크게 두 가지 이유가 있습니다.

첫째, 수술은 디스크를 완벽하게 제거해 주지는 않습니다.
디스크 수술은 튀어나온 디스크를 녹이거나 잘라내는 방법입니다.

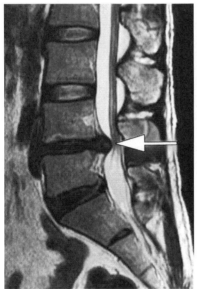 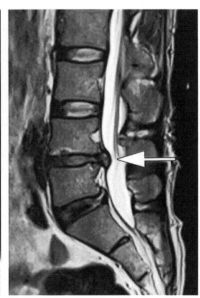

[수술 전 영상: 화살표 부위가 튀어나온 부위]　　[수술 후 영상: 완벽히 제거되지는 않는다]

이처럼 수술을 하더라도 열매를 따듯이 깔끔하게 디스크를 제거할 수는 없습니다. 손가락을 자르면 상처가 남고 흉터가 남듯이 디스크 수술은 상처와 흉터를 남기게 됩니다. 대부분의 디스크 수술은 이렇게 흔적을 남기게 되고 이러한 흔적 때문에 짧게는 수개월, 길게는 수년 후에 디스크가 재발할 수 있습니다.

둘째, 수술은 디스크가 생기지 않게 보호하는 인대마저 제거합니다.

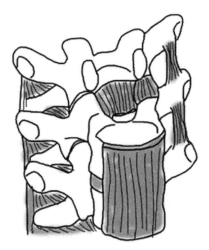

[척추 주변의 인대들]

이 그림처럼 척추와 디스크 주변에는 척추를 안정시키고 디스크가 튀어나오지 않도록 만들어 주는 여러 개의 강한 인대가 자리 잡고 있습니다.

잘못된 자세 습관, 비뚤어진 골반 및 척추, 무거운 물건 들기 등으로 인해 이런 인대들이 서서히 늘어나면서 디스크는 늘어난 인대 사이로 튀어나오게 됩니다.

그런데 만약 디스크를 수술한다면 튀어나온 디스크를 제거하는 과정에서 디스크를 보호하는 인대가 함께 제거되기 때문에 수술 후에 허리가 약해져서 통증이 생기고 니스크가 그 부분으로 다시 튀어나오는 것입니다.

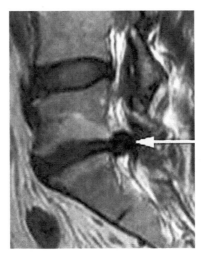

[수술 후 재발한 디스크]

이 영상은 수술한 지 3년 후에 재발한 디스크의 모습입니다. 화살표로 표시된 부분이 수술 후에 다시 디스크가 재발한 부분인데, 수술 과정에서 인대를 제거했기 때문에 디스크가 튀어나오지 않게 막아주는 보호막이 없어서 쉽게 재발했습니다.

디스크를 제거하면 순간적으로는 통증이 줄어들 수 있지만, 근본적인 디스크의 원인을 제거한 것이 아니기 때문에 계속해서 디스크가 다시 튀어나오며 디스크뿐만 아니라 뼈의 구조도 약하게 됩니다.

이렇듯, 디스크 수술은 수술 외에는 방법이 없을 때 시도하는 최후의 방법으로 생각해야 합니다. 수술이 잘 되었어도 재발하기 쉬우며, 자칫 수술이 잘못됐을 경우에는 고치기 힘든 고통에 시달릴 수도 있기 때문입니다.

'수술 후에도 아파서 병원에 가니 수술은 잘 되었다고 해요.'

원래 수술이 잘 되어도 수술 후에는 아플 수 있습니다. 그렇기 때문에 의사는 수술을 무조건 권유하지 않는 것입니다.

수술은 튀어나온 디스크만 제거하는 것일 뿐, 디스크의 근본 원인을 치료하지도 않고, 허리를 튼튼하게 해 주지도 않습니다. 시간이 걸리더라도 디스크의 근본적인 원인을 찾고 허리를 튼튼하게 하는 것이 평생 통증 없이 살 수 있는 길입니다.

협착과
협착증은 달라요

협착 vs 협착증.

요즘 '협착'으로 진단받았다고 오시는 분들을 많이 봅니다. 사실상 확인해 보면 '협착증'은 아니고 '퇴행성 디스크'인 경우가 대부분입니다.

'협착'이란 병명은 없습니다. 그냥 디스크 간격이 좁아졌다는 의미에 불과합니다. 디스크 간격이 좁아진 것을 의미하는 협착은 가벼운 퇴행성부터 심각한 협착증까지 너무 다양해서 한마디로 "심하다." 혹은 "아니다."를 단정할 수 없습니다.

엑스레이를 통해서 '협착'이라고 진단받았다고 해서 너무 겁먹지 마십시오. 의외로 침을 맞고 쉬거나 추나 치료를 받거나 봉침을 맞고 치료되는 경우가 많습니다.

협착과 협착증은 하늘과 땅 차이입니다. 협착증은 50~100m만 걸어도 다리가 저리고 통증이 생겨서 걷지 못하는 좀 험한 질환입니다. 그러나 협착은 단순히 디스크가 노화가 되었다는 개념부터 협착증까지 다양한 범위를 포괄합니다.

'협착'이라고 해서 무조건 겁먹지 마십시오.
협착과 협착증은 다릅니다.

더 나빠지기 전에
수술하라는 말

"더 나빠지기 전에 수술하세요."

얼마 전에 오신 50대 여성 환자분께서는 몇 군데의 병원을 전전하다 이웃의 소개로 저희 한의원에 내원하셨습니다.

유명 척추 병원에서 디스크 진단을 받고 수술을 권유받았다고 합니다. 다리가 저리긴 한데 못 걸을 정도로 아픈 것이 아니라서 우선은 거부하고 다른 병원에 가셨다고 합니다. 그런데 다른 병원에서는 "이 정도로는 수술하지 않는다."라며 시술을 권유받았다고 합니다.

환자분은 병원마다 이야기가 다르니 고민하시다 저희 한의원에 내원하셨습니다. 허리 디스크 수술은 보통 마비가 50% 이상 진행됐을 때 시행합니다. 수술하지 않고 고치는 것이 수술에 비해 후유증이나 재발 가능성이 낮기 때문입니다. 쉽게 이해하면 이렇습니다.

"다친 손가락을 자르는 것보다는 최대한 살려놓는 게 좋다."

다행히 환자분은 마비도 없고, 다리도 심하게 저린 것은 아니었기에 침과 봉침으로 치료가 되셨습니다. 더 나빠지기 전에 수술하라는 말을 들으셨다면 꼭 다른 병원을 몇 군데 정도 더 가 보시길 바랍니다. 필요 없는 수술을 권하는 경우도 있기 때문입니다.

심하다는 말,
어디까지 믿어야 하나?

"디스크(협착증)가 심하니 시술(수술)합시다."

얼마 전에 내원하신 환자분은 다른 병원에서 "디스크가 심하니 수술하자."라는 이야기를 들었다고 합니다. 가족 중에 수술 후유증으로 고생하는 분이 있어서 수술이 최선의 방법이 아니란 생각을 하고 저희 한의원에 내원하셨습니다.

이 환자분은 매우 심한 디스크지만, 수술 없이 재생 한약과 봉침 치료만으로 깨끗하게 완치가 되셨습니다. 심하다는 기준이 수술의 기준이 될 수 없는 이유입니다.

"심하다고 해서 다 수술이 필요한 것은 아닙니다."

그리고 심하다고 해서 무조건 수술이 필요한 것도 아닙니다. 심한 디스크일수록 흡수율이 높다는 증거도 있기 때문입니다.

물론 대부분의 의료인은 솔직하게 이야기합니다. 다만 소수의 비양심적인 의료인이 심하게 겁을 주어 수술을 유도하는 경우가 있습니다. 의료에 대한 정보가 없으니 환자는 당할 수밖에 없습니다.

수술의 기준은 마비입니다. 50% 이상 마비되면 수술을 생각하셔도 되지만, 그렇지 않다면 수술은 신중하게 생각해야 합니다.

간단한
수술이라는 말

허리 디스크 수술을 올해에 두 번이나 받았지만, 다시 심하게 재발한 환자분이 오셨습니다.

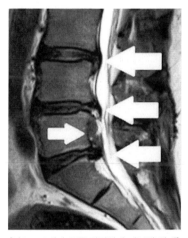

[디스크 3개가 모두 심각하게 파열된 상태]

허리 디스크가 세 개나 파열된 상태입니다. 참혹합니다….

L4~5와 L5~S1 파열로 수술을 받았지만, 몇 개월 지나지 않아서 L3~4, L4~5, L5~S1 모두 다시 파열되었습니다. 환자분은 발목을 구부리지도, 펴지도 못하는 마비 상태였습니다.

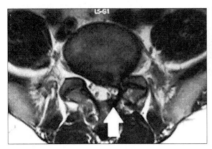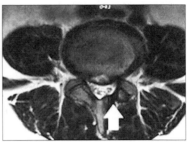

[수술 후 재발한 디스크]

　디스크를 수술한다고 해서 디스크가 강해지는 것은 아닙니다. 손가락을 자른다고 해서 손가락이 튼튼해질 수 없는 것과 같습니다.

　잘린 손가락이 약해지는 것처럼, 이 환자분의 수술한 디스크는 약해지고 곧 파열되었습니다. 물론 환자분은 어쩔 수 없는 상태에서 수술을 받으셨을 것입니다. 하지만 결과가 좋지 않으니 안타깝습니다.

　이분은 발목을 올릴 수도, 내릴 수도 없는 마비 상태에서 내원하셨습니다. 바로 디스크와 신경을 재생하는 재생 한약을 체질에 맞춰서 처방했습니다. 재생 한약은 신경과 디스크를 재생하는 효과가 과학적으로 입증된 한약입니다. 저는 재생 한약을 처방할 때면 항상 체질에 맞춰 회복률을 극대화하는 한약을 가미합니다.

　환자분은 한 달이 채 지나기도 전에 저림 증상과 마비 증상이 대부분 개선되었습니다.

　생각보다 빠른 호전에 저도 놀랍습니다. 끝까지 함께하면 다음의 환자분처럼 깨끗하게 아무는 날이 올 것입니다.

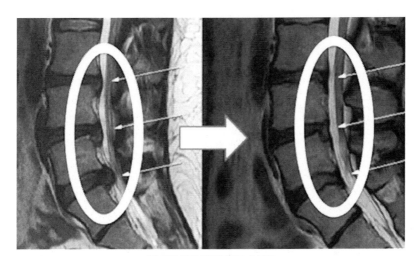

[한의학 치료 전(좌)/치료 후(우)]

시술이나 수술 전에
3개 이상의 병원을 돌아볼 것을
권하는 이유

우리가 작게는 옷을 사거나 가방을 살 때, 크게는 집이나 차를 살 때, 첫 집에서 사는 경우가 극히 드뭅니다. 첫 집에서 사면 바가지를 쓰거나 더 좋은 제품을 살 기회를 놓치게 되는 경우를 흔히 겪습니다. 알아보면 알아볼수록 좋은 기회가 나오기 마련입니다.

디스크나 협착증으로 병원에 갔을 때도 마찬가지입니다. 요즘은 의료 쇼핑이라고 하지요? 과거에는 부정적인 뜻으로 '의료 쇼핑'이란 말을 했지만, 지금은 오히려 의료 쇼핑을 해야 할 때입니다.

"현대 사회에서는 의료도 쇼핑을 하듯이 해야 합니다."

환자는 의학에 대한 정보가 없으니 의료인의 말에 전적으로 의지할 수밖에 없습니다. 수술을 받으라고 하면 수술을 받아야 하는 것으로 알고, 시술을 받으라고 하면 시술을 받아야 하는지 압니다.

하지만 단언컨대, 병원은 세 군데 이상을 가 보십시오. 기왕이면 TV에 많이 나오거나 광고를 자주 하는 병원이 아니라 대학 병원 두 군데 정도는 가보십시오. 그것도 힘들다면 가족이나 친지 중에서 간호사나 의사, 원무과 직원 등 병원 종사자가 있다면 그 병원에서 꼭 진료를 받아 보시기 바랍니다.

얼마 전에 만난 환자분께서는 다른 병원에서는 수술을 권했는데, 대학 병원에 근무하는 의사인 조카에게 진료를 보니 진통제만 줬다고 불만 섞인 말씀을 하셨습니다. 그 의사 조카가 분명히 제대로 된 진료를 했는데, 먹어도 효과 없는 진통제만 줬다면서 말입니다. 제가 봐도 수술은커녕 몇 번 침이나 봉침만 맞으면 될 분인데 그 의사 조카가 수술할 뻔한 허리를 하지 않게 막아준 것인데 환자분은 모르셨습니다.

몸은 소중합니다. 아무리 급하고 아무리 아프더라도 한 번 수술을 하면 돌이킬 수 없습니다. 반드시 신중하게 생각하고 알아보고 결정해야 합니다.

한의원에 다녀도 디스크,
협착증이 낫지 않는 이유는?

제게 치료받는 유명 대학 병원의 간호사 선생님이 그런 말씀을 하신 적이 있습니다.

"저희 대학 병원 신경외과에 가장 많이 오시는 분들이 한의원에 다녀도 낫지 않는 분들이세요."

아마 여러 척추 병·의원에서 한의학에 대한 불신을 갖게 되는 이유가 바로 이게 아닌가 싶었습니다. 저 역시 제게 찾아오는 많은 분이 한의원에서 침을 맞아도 효과가 없더라는 말씀을 많이 하십니다.

오늘 오신 환자분께서도 두 군데의 한의원에서 침을 맞았지만, 증상이 좋아지지 않았다고 하셨습니다. 디스크와 협착증 환자를 수없이 많이 보다 보면, 환자분이 걸어 들어오는 것만 봐도 MRI, 엑스레이상으로는 어떨지 느낌이 옵니다. 이 환자분은 딱 봐도 심한 협착증이 있는 환자분이었습니다.

심한 협착증은 침으로 나을 수 없습니다. 회복력이 매우 좋거나 허준이나 화타가 아닌 이상(?)에는 불가능합니다. 그러니 환자분께서 여기저기 한의원을 다니셨어도 침으로는 낫지 않았던 것입니다.

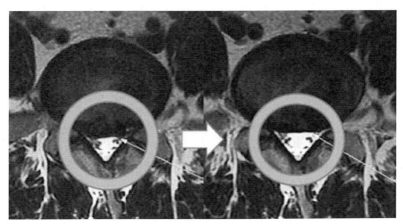

[한의학 치료 전(좌)/치료 후(우)]

침이 좋긴 좋습니다. 하지만 침은 만병통치가 아닙니다. 한약이 좋긴 좋습니다. 하지만 디스크나 협착증은 아무 한약이나 쓴다고 해서 낫지 않습니다. 병에 맞춰 침이나 약을 선별해서 써야 하는데 그렇지 못하다 보니 결국 병·의원에서 한의학은 효과가 없다고 오해를 사는 것입니다.

왜 그런 일이 생길까요?
그 이유는 턱없이 부족한 한의사 전문의 수에 있습니다.

대부분 잘 모르고 계시지만, 의사 중에도 전문의가 있듯이 한의사도 전문의가 있습니다. 가벼운 질환은 어떤 의사라도 볼 수 있지만, 협착증이나 디스크는 정형외과, 신경외과, 재활의학과 전문의가 봐야 제대로 봅니다. 가벼운 요통은 어떤 한의사라도 볼 수 있지만, 협착증이나 디스크는 한방 재활의학과 전문의나 침구과 전문의가 봐야 제대로 봅니다.

하지만 안타깝게도 한의계에는 전문의가 턱없이 부족합니다. 제가 전공한 한방 재활의학과 전문의도 전국 한의사 중에서 1.6%에 불과합니다.

의대만 졸업한 의사가 협착증이나 디스크를 본다면 평균적으로 오진율이 높고 치료율도 떨어질 것입니다. 이와 마찬가지로 척추를 전공한 전문의 한의사가 아니라면 평균적으로 오진율도 높고 치료율도 떨어질 것입니다.

하루빨리 한의사도 전문의 제도가 보편화되고 안착해서 환자들이 양방과 같이 질환에 맞춰서 한의원에 방문하는 날이 오면 좋겠습니다.

거꾸리 하면
좋은가요?

"원장님. 누가 그러던데, 철봉에 매달리면 허리에 좋다고 하는데요?"

재작년에 제가 한 어르신 환자분을 진료하다 한두 달이 지나도 치료에 반응을 안 해서 캐묻던 끝에 나온 답변입니다. 그분께 잠시 그 운동을 그만두시라고 권유하니 하루가 다르게 증상이 호전된 경우가 있었습니다.

과연 거꾸리가 허리 통증에 좋을까요? 아니면 나쁠까요?

이는 암 환자에게 홍삼이 무조건 좋다고 하는 것과 같습니다. 암에 따라서는 홍삼이 좋을 수도 있지만, 때로는 매우 해로울 수도 있다는 뜻입니다.

거꾸리는 허리를 늘려서 디스크가 들어가게 해준다고 합니다. 그런데 이미 의료계에는 '감압 치료기'라는 훌륭한 장비가 있습니다.

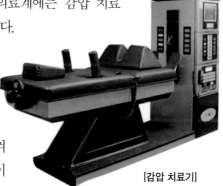

감압 치료기는 체중과 허리의 각도 그리고 근육의 반사 작용 등을 고려해서 정밀하게 허리를 신전시켜 디스크가 흡수되거나 주변이

[감압 치료기]

이완되게 합니다. 수천만 원에서 1억 원을 훌쩍 넘는 제품도 있습니다.

감압 치료기가 개발되기 전에는 견인 치료기가 있었습니다. 지금도 작은 의원이나 중소형 병원에서는 견인 치료기를 사용하고 있습니다.

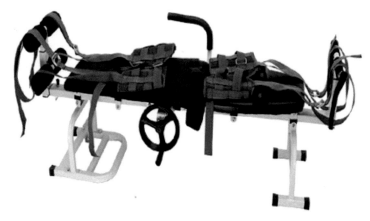

[견인 치료기]

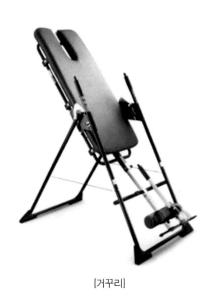

[거꾸리]

직접 물리 치료사나 의사가 환자의 상태에 따라 무게 추를 달거나 장치를 통해 늘려서 요추나 경추를 당겨주는 방법입니다. 몸의 반사 작용과 상관없이 당기기에 감압 치료기에 비해서는 효과가 떨어지고, 시술자에 따라서도 결과가 많이 달라집니다.

마지막으로, 거꾸리가 있습니다.

상대적으로 가장 원시적(?)이라고 할 수 있습니다.

평상시에 허리가 자주 뻐근하지만, 많이 아프지는 않은 분들이나 배가 많이 나와 허리 곡선이 과전만된 분들에게 적합합니다. 그러나 허리의 각도나 무게, 반사 작용 등을 고려하지 않기 때문에 가벼운 증상 또는 예방 차원에서 사용됩니다.

일반적으로 감압 치료기나 견인 치료기조차도 디스크가 돌출(protrusion) 정도일 때나 응용할 수 있지, 파열(extrusion) 단계에서는 신중하게 시행해야 합니다. 하물며 디스크가 있다고 무작정 거꾸리를 하면 혹여 아홉 번은 괜찮더라도 열 번째에 큰 사고가 날 수 있습니다.

주위 사람 중에서 거꾸리를 통해 효과를 많이 본 사람도 있겠지만, 그것이 내게는 독이 될 수 있습니다. 거꾸리를 하고 싶으시더라도 반드시 주치의와 충분한 상담 후에 하시길 바랍니다.

수영하고
더 아파졌어요

"원장님. 다리 저림이나 허리 통증도 이제는 많이 좋아졌는데, 이제 수영을 시작해도 되지요?"

이렇게 질문하는 디스크 환자분들을 자주 봅니다. 많은 분이 '디스크 재활' 하면 수영을 상식처럼 알고 있기 때문입니다.

수영, 해도 좋을까요?

우선, 처음에는 "아니요."입니다. 통증이 좋아졌다고 해서 디스크가 다 나은 것은 아닙니다.

다음의 허리 디스크 파열 영상을 보겠습니다.

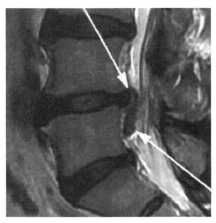

[디스크가 파열된 당시]

이 영상은 디스크가 파열된 당시에 찍은 영상으로, 환자분은 통증으로 인해 보행조차 불가능한 상황이었습니다.

그리고 다음은 치료한 지 한 달이 지난 뒤 통증이 전혀 없는 상태에서의 영상입니다.

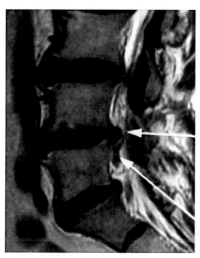

[디스크가 흡수되고 있는 상태]

통증은 전혀 없지만, 파열된 디스크는 아직 조금밖에 흡수가 되지 않았습니다.

많은 분이 통증이 없어진 때를 디스크가 다 흡수된 때라고 생각하시는데 실제로 흡수된 시기와 통증이 사라진 시기는 짧게는 한 달에서 길게는 6개월까지 차이가 납니다.

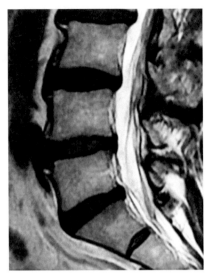

[디스크가 모두 흡수된 상태]

3개월 후, 수술 없이도 디스크가 잘 흡수된 영상입니다. 이때부터는 수영도 할 수 있고, 등산도 할 수 있습니다.

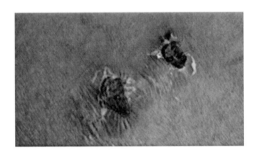

"수영이 허리에 좋은 운동으로 알고 있는데, 빨리 시작할수록 좋은 것 아닌가요?"

아닙니다.

상처가 났을 때, 딱지가 앉으면 통증은 사라집니다. 바로 이때가 디스크의 통증이 사라진 때이고 만약 딱지가 앉은 상태에서 무리하게 되면 딱지를 건드려서 덧나게 되는 것입니다. 통증은 더 심해지고 흉터도 남을 수 있습니다.

디스크 질환에서 통증이 좀 줄었다고 해서 운동을 갑자기 시작하면 대개 이런 일이 생깁니다. 스트레칭, 요가, 필라테스, 웨이트 트레이닝, 등산도 마찬가지입니다.

평지 걷기부터 시작하되, 통증이 사라지고 한 달이 지나도 통증이 다시 발생하지 않으면 그때부터 서서히 강도를 올려 가며 운동하시는 것을 추천합니다.

필라테스,
요가를 해도 되나요?

"디스크로 인해서 다리가 저리고 앉아있을 수 없어요. 인터넷을 찾아보니 허리 디스크에는 요가나 필라테스가 좋다는데, 해도 되나요?"

다리가 저릴 때는 우선 운동보다는 안정이 더 중요합니다. 다리가 저리다는 것은 디스크가 손상되어서 염증이 생기고 그로 인해 신경이 자극된 것입니다. 즉, 디스크에 상처가 난 상태입니다.

우리가 피부에 상처가 나거나 뼈에 금이 갔을 때는 초기부터 운동을 하지 않습니다. 초기에 운동을 하면 상처가 덧나고 금 간 뼈가 더 아파지지요?

다리가 저린데 필라테스나 요가로 허리나 목을 꺾는다면 손상된 디스크는 더욱 자극을 받아서 더 아파지거나 잘 낫지 않게 됩니다.

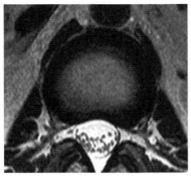 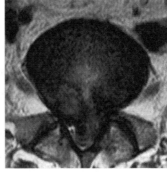

왼쪽이 건강한 디스크이고, 오른쪽이 추간판 탈출증, 디스크 파열 등과 같은 일명 디스크가 생긴 모습입니다. 건강한 디스크에 비해 손상된 디스크는 크게 손상되어 있습니다.

저 상황에서 요가나 필라테스로 허리나 목을 꺾는다면 어떻게 될까요? 더 악화되겠지요?

근력 운동을 위해서 무거운 것을 든다면 어떻게 될까요? 더 악화되겠지요?

그래서 운동하고 더 아파졌다고 하는 분들이 생기는 것입니다. 그분들의 생각으로는 운동하면 더 좋아질 것 같은데, 아픈 것입니다. 하지만 조금만 생각해 보면 운동하면 아파질 수밖에 없겠지요?

그렇다면 운동은 언제 시작해도 될까요? 통증이 많이 사라지고 일상생활에 큰 불편함이 없을 때 시작하는 것이 가장 안전합니다. 적어도 팔다리 저림은 대부분 사라져야 합니다.

그래도 운동을 굳이 하고 싶다면 다음과 같은 강도에서 하시는 것을 추천합니다.

① 운동을 할 때 통증이 생기지 않을 때.
② 운동을 하고 나서 통증이 생기지 않을 때.
③ 운동을 하고 나서 다음날 더 아파지지 않을 때.

이 정도에서 하는 것이 좋습니다. 이 중 하나라도 통증이 증가된다면 현재는 그 운동이 무리가 되는 것입니다. 운동의 강도도 이런 기준으로 정하면 됩니다. 환자마다 적당한 운동과 강도 그리고 시기는 모두 다르니 주치의에게 꼭 물어보고 하시기 바랍니다.

남의 말 듣고
완치된 사람 없다?

대부분의 환자분은 제 말을 잘 따라 주십니다. 하지만 제 말보다는 이웃이나 인터넷의 말을 더 믿는 분들이 종종 있습니다.

디스크, 협착증 쪽은 특히 고정관념과 잘못된 정보가 많습니다. 특히 그중에서도 가장 많이 하는 실수가 '운동'입니다.

제 예상과 달리 호전이 적은 분들은 자세히 물어보면 대부분 잘못된 운동이나 관리를 하고 있었습니다. 여러분, 근육 만든다고 많이들 걸으시는데, 실은 걷는다고 해서 큰 효과는 없습니다. 차라리 계단을 오르십시오.

아픔을 참고 운동하시는 분도 있는데, 그건 어리석은 일입니다. 작은 여드름도 건드리면 성이 나서 아픈데, 디스크 환자가 운동할 때 아프면 그게 나으려고 하는 건가요? 오히려 더 상처를 건드리기에 아픈 것입니다.

허리 디스크를 고친다고 요가도 하시는데, 파열된 디스크 환자가 요가를 잘못하면 병이 더 심해집니다. 목 디스크가 파열되었는데, 그 통증을 참으면서 스트레칭을 하는 분도 있습니다.

저는 1년에 만 번 이상의 진료를 합니다. 제가 아무리 부족하더라도 동네 이웃보다 모르고 상식이 없겠습니까? 불안하면 남의 말에 쉽게 현혹됩니다. 그렇다고 해서 나중에 책임지지 않을 사람의 말은 듣지 않는 것이 좋습니다.

인터넷 가짜 뉴스가 요즘 이슈지요? 잘못된 건강 정보, 잘못된 댓글로 여러분의 몸이 망가질 수 있습니다.

전 제 말대로 안 하면 환자분들을 혼냅니다. 어차피 안 나으면 저를 원망하실 것이기 때문입니다.

"믿음 완치! 불신 불치!"

안 아프면
나은 건가요?

안 아프다고 해서 치료를 중단하면 다시 재발할 수도 있습니다.

디스크 환자분들이 억울하다고 하는 말이 있습니다. 자신은 많이 아픈데 겉으로는 멀쩡해 보이니 주변 사람들이 꾀병이라고 한답니다. 회사에 디스크 때문에 병가를 낸다고 말하면 멀쩡하게 잘 다니던 사람이 무슨 디스크냐고 의심스럽게 쳐다봅니다. 진단서까지 받아서 내 보지만, 못 믿는 눈치입니다. 심지어 가족들조차 힘겨워하는 나를 이상하게 보는 경우도 있습니다.

왜 그 고통을 겪으면서 남들에게 꾀병이라는 의심을 받아야 할까요? 그것은 디스크 환자분들은 대부분 평상시에 열정적으로 살아왔던 분들이 많고, 그만큼 열정적으로 살아왔기 때문에 주변 사람들에게는 건강하게 보였던 것입니다. 그러나 열정적인 만큼 척추는 더 쓰게 되고 그러다 보니 탈이 나는 것입니다.

디스크 질환은 겉으로 보이는 것이 아니기 때문에 내가 아닌 다른 사람으로서는 얼마나 심한 병인지 구별하기가 힘듭니다. 나도 내 디스크를 볼 수 없으니 심한 것인지, 아닌 것인지, 나을 것인지, 아닌 것인지 몰라서 불안하기 짝이 없습니다. MRI를 통해서 툭 튀어나온 디스크를 보면 겁은 나지만, 정말 내 것인지 믿어지지 않는 경우도 있습니다.

그래도 치료 초기에는 많이 아프니 열심히 치료를 받습니다. 그러면서 차츰 좋아지기 시작하고, 처음에는 아침에 세수도 힘들고 기침조차 못 하던 상태에서 점차 사람의 모습을 갖추면서 좀 오랜 시간 앉아 있어도 버틸 만해지고 몇 개월이 지나면 이젠 아픈 것도 못 느끼고 다 나은 것 같습니다.

그런데, 문제는 바로 '많이 좋아졌을 때' 생깁니다. 안 아파지면 더 움직이고 싶어지고 그동안 못 했던 것도 해야 하며 할 일과 하고 싶은 일이 많아집니다. 그래서 점점 무리하게 됩니다. 병원도 이젠 생각날 때만 가고, 치료도 드문드문 받습니다. 물론 처음에는 버틸 만합니다. 그런데 시간이 지날수록 조금 이상해집니다. 허리도 좀 뻐근해지고 가끔 다리나 엉덩이가 저려 오기 시작합니다.

그러던 어느 날, 아침에 일어나려니 허리가 펴지지 않습니다. '하루, 이틀 쉬면 괜찮겠지…' 하지만 시간이 갈수록 더 아파집니다. 그래서 결국 다시 병원을 찾습니다.

"선생님. 왜 저는 치료를 받는데도 안 낫습니까?"

이유는 너무 간단합니다. 다 낫지 않은 상태에서 치료와 관리를 게을리했기 때문입니다. 아프지 않다고 해서 나은 것이 아닙니다. 쉽게 생각하면 이렇습니다. 예를 들어 보겠습니다. 우리가 실수로 손가락이 칼에 베었습니다. 피도 나고 통증도 심합니다. 너무 아프니 소독도 하고 약도 바르고 다친 손가락으로는 아무것도 하지 않습니다. 그리고 시간이 조금 지나면 딱지도 앉고 통증도 줄어들게 됩니다. 어느 정도 시간이 지나면 딱지가 앉은 것만 빼고는 통증이 전혀 없습니다.

디스크 치료를 받으면서 통증이 줄었을 때는 바로 이 순간입니다. 아직 새살이 돋지는 않았지만, 통증이 없는 상태입니다. 딱지가 앉은 손가락으로 아프지 않다고 해서 야구를 하고 빨래를 하고 설거지를 한다면 금방 딱지는 떨어지고 상처가 덧나게 됩니다. 조금만 더 보호해 줬으면 됐을 것을, 더 오랜 기간 못쓰게 되고, 잘못되면 흉터도 남게 됩니다.

디스크 질환은 몸 안에 있기 때문에 겉에 난 상처처럼 보이지 않습니다. 따라서 우리가 쉽게 '통증'을 기준으로 나았다, 안 나았다를 판단하는 실수를 범하게 됩니다. 상처가 모두 아물고 튼튼해질 때까지는 발병부터 아프지 않게 된 시간만큼 또는 그 시간 이상으로 안정과 관리가 필요합니다. 유명 스포츠 선수들도 수술을 하고 통증이 없어지는 시간까지는 채 몇 개월이 걸리지 않습니다. 그러나 아프지 않게 되어도 바로 경기에 출전하지 않고, 6개월 내지 1년간을 재활 치료를 하는 것입니다.

치료의 종료는 아프지 않게 되는 시기가 아니라 주치의가 졸업을 선언하는 때라고 생각하시면 됩니다. 그때까지 무리하지 마시고 항상 관리해야 함을 기억해 주시기 바랍니다.

디스크 치료 중
'통증이 늘었다, 줄었다'

"왜 치료를 꾸준히 받는데도, 자꾸 아팠다, 안 아팠다 하죠?"

진료를 하다 보면 이런 질문을 자주 받게 됩니다. 대부분의 환자분은 치료를 받기 시작하면 계속 나아질 거라는 기대를 하게 됩니다. 당연한 생각입니다.

그런데 안타깝게도 디스크란 질환은 우리의 바람을 항상 따라주지는 않습니다. 치료를 받는데도 더 아픈 날이 있고, 아주 날아갈 듯이 좋아진 날도 있는 것이, 나아지고 있는 것인지, 아닌지 구분하기가 힘듭니다. 왜 그럴까요?

건강한 사람을 생각해 볼까요? 매일 근무하고 퇴근하고 생활하다 보면 많이 피곤합니다. 그런데 재밌는 것은 항상 같은 일상을 반복하는데도 불구하고 어느 날은 몸이 천근만근 무거운 날이 있고, 또 어떤 날은 몸이 가벼워서 피곤한 줄 모르는 날도 있습니다.

날씨의 영향, 감정 및 스트레스의 영향 등 우리 몸의 컨디션에 영향을 미치는 요소는 이루 헤아릴 수 없이 많습니다.

그런데 디스크 탈출로 인한 통증은 튀어나온 디스크가 신경을 살짝 건드렸거나 염증이 신경을 자극했기 때문인데, 그 0.1~0.5㎜의 차이만으로도 통증은 천당과 지옥을 오갑니다. 따라서 컨디션의 작은 변화만으로도 디스크의 통증은 들쑥날쑥하게 됩니다.

허리는 디스크와 뼈 이외에도 수많은 조직이 함께 구성되어 있기에 근육, 인대, 신경, 뼈 등과 감정, 피로, 자세 등 많은 변수가 작용하여 통증의 증가와 감소에 영향을 주게 됩니다.

따라서 어느 정도 내구성이 생길 때까지는 통증이 왔다 갔다 하게 됩니다. 조금만 더 인내심을 가지고 치료를 받아 보십시오. 단, 1~2개월이 지나도 통증의 호전이 전혀 없다면 담당 의사와 상의하셔서 정확한 원인을 파악하고 치료의 방향을 다시 잡아야 합니다.

왜 빨리
안 낫는 거죠?

척추 질환도 병세, 생활, 치료 방법 등에 따라서 호전 속도는 천차만별입니다.

"선생님, 왜 이렇게 안 낫죠? 계속 아파요."

"○○○ 님. 치료받기 시작하신 지 이제 3일 되셨습니다. 진통제 없이 치료받는데 벌써 호전된다면 그건 디스크가 아니죠."

"아, 그런 건가요? 치료를 시작했으니 금방 좋아질 줄 알았는데."

"하하하. 너무 조급해하지 마시고, 열심히 제가 말씀드린 대로 주의 하시고 생활하십시오. 분명 좋은 소식이 들려올 것입니다."

"네. 꼭 좀 낫게 잘 부탁드려요."

고통에서 빨리 벗어나고 싶은 마음은 누구나 똑같습니다. 그런데 안 타깝게도 몸은 우리의 마음을 아는지, 모르는지 통증은 끊임없이 반복 됩니다. 주치의가 가르쳐준 제조도 열심히 하고 무리도 하지 않지만, 호전되는 속도는 내 맘 같지 않고 더디기만 합니다.

저는 예후의 가장 중요한 부분을 따질 때, 병세뿐만 아니라 아픈 디 스크를 대신할 근육이 얼마나 강한가를 따집니다. 강한 근육을 가질수 록 환자는 그렇지 않은 사람에 비해 치료 반응도 빠르고 호전되는 속도도 빠르기 때문입니다.

평상시에 운동을 많이 했던 환자가 매일 컴퓨터만 하고 운동을 전혀 하지 않은 사람보다 호전 속도가 빠릅니다. 근육이 많은 남성들이 아무래도 상대적으로 근육이 적은 여성보다 호전되는 속도가 빠릅니다.

나이도 중요합니다. 10대의 어린 친구들은 40~50대 어른보다 호전 속도가 1.5~2배는 빠릅니다. 나이가 많을수록 퇴행성이 섞여 있기 때문에 아무래도 호전 속도도 더디고, 재생 능력도 떨어지기 때문입니다.

그리고 무엇보다 중요한 것이 생활입니다. 직업 특성상 온종일 앉아서 사무를 보거나 온종일 길 위에서 운전을 해야 하는 직업은 아무래도 호전 속도가 느립니다. 무거운 것을 들거나 쪼그려 앉아서 생활해야 하는 직업은 호전이 느릴 뿐만 아니라 오히려 상태를 더 악화시킬 수도 있습니다.

소화 능력과 체력도 중요합니다. 소화 기능이 좋고 체력도 좋은 사람이 무엇이든 치료를 잘 받아들이고 회복 속도도 빠릅니다. 평상시에 마르고 잘 체하며 기력도 없어서 구부정한 사람들은 회복 속도가 느립니다. 때로는 약을 흡수하지도 못하며 침이나 물리 치료를 받고 더 아프다고 하는 경우도 있습니다. 치료를 받아들일 만큼의 체력이 없기 때문입니다.

이럴 때는 돌아가더라도 바로 치료를 시작하기보다는 체력과 소화 기능을 끌어올린 다음에 치료하는 것이 효과적입니다.
그 밖에도 치료를 결정하는 다양한 변수가 있습니다.

모든 질환이 다 그렇겠지만, 우리 몸은 자동차처럼 부속을 바꾸거나 정비사에게 맡겨 놓기만 하면 알아서 치료되는 그런 단순한 구조가 아닙니다. 살아있는 생명체는 기계와 다르기에 몸의 주인인 나 스스로 아껴 주고 지켜 주어야 합니다.

같은 디스크인데,
낫는 속도는 왜 다를까?

"얼마나 치료를 받으면 나을까요?"

이런 질문은 경험 많은 의사들조차 확답을 하기 어렵습니다. MRI 검사를 통해서 정확한 디스크 상태를 진단하면 치료 기간이 얼마나 걸릴지 나올 것 같은데, 의사들은 두리뭉실한 대답만 합니다.

이유는 간단합니다. 병이 치료되는 데는 수많은 변수가 작용하기 때문입니다. 사람마다 하는 일이 다르고, 생활습관이 다르며, 면역력과 회복력이 모두 다릅니다. 그래서 심한 디스크 환자들도 1~2개월 안에 통증이 사라지는 사람이 있는 반면에 심하지 않은 중등도의 디스크 환자가 오히려 호전이 더딘 경우도 있습니다.

자, 그렇다면 실제 예를 하나 보여드리겠습니다.

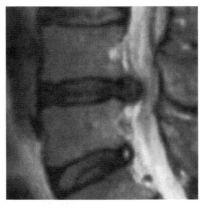

[한의학 치료 전]

디스크가 심하게 터진 50세 남성 환자분의 영상입니다. 다음 영상은 치료를 시작하고 6개월 뒤의 모습입니다.

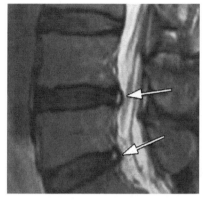

[한의학 치료 후]

디스크가 상당히 줄어든 것을 볼 수 있습니다.

이번에는 40세 여자 환자분의 영상을 보겠습니다.

역시 심하게 디스크가 튀어나온 상태입니다. 그다음은 역시 치료를 시작하고 6개월 뒤의 모습입니다.

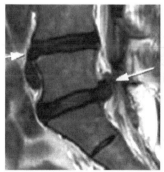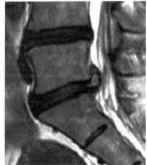

[한의학 치료로 호전 중]

반 정도만 줄어든 모습입니다.

두 분 모두 파열(extrusion) 진단을 받은 심한 디스크 환자입니다. 모두 내원 시에 제대로 거동을 하지 못해서 부축을 받아서 오신 분들이십니다. 50대 남성분은 디스크가 많이 줄어든 반면에 여성분은 반 정도만 줄어들었습니다. 다행스럽게도 두 분 모두 현재까지 통증 없이 잘 지내고 계십니다.

왜 이렇게 다를까요?

첫 번째는 자생력입니다. 환자마다 자생력, 즉 회복력이 다르기 때문입니다. 감기에 걸려도 금방 낫는 사람과 그렇지 않은 사람이 있는 것과 같습니다.

두 번째는 발병일입니다. 발병한 지 오래된 병일수록 만성화되기 때문에 치료가 더딥니다.

세 번째는 근육량입니다. 병든 디스크를 대신해서 일하는 근육이 많을수록 치료가 빠릅니다.

네 번째는 심리 상태입니다. 신기하게도 치료에 긍정적인 마음, 즉 나을 거라는 믿음과 확신을 가진 사람들이 더 빨리 치료가 됩니다.

이 밖에도 몇 가지 변수가 있으며, 이런 변수들이 모여서 호전의 속도를 결정합니다. 병이 낮을 때 조속히 치료를 시작하고, 면역력을 키우며 긍정적인 마인드를 갖는다면, 디스크뿐만 아니라 어떤 병도 쉽게 치료될 수 있습니다.

신경 주사,
자주 맞으면 좋은 것 아닌가요?

척추 사이에 존재하는 디스크가 병든 것이 디스크(추간판 탈출증)와 협착증입니다. 이 디스크가 병들면 '염증'이 생기고, 그 염증은 '신경의 보호막'을 파괴하여 통증 및 저림 등을 일으킵니다.

이럴 때 염증을 줄여 주는 '스테로이드'와 '통증'을 줄여 주는 '마취제'를 사용할 수 있습니다. 이런 치료가 신경 성형술, 신경 차단술입니다.

스테로이드와 마취제 또는 진통제를 넣는 것은 기본적으로 같으나, 그 넣는 양이나 넣는 방식 그리고 추가로 들어가는 시술 및 약물에 따라 명칭이 달라집니다.

그래도 아무래도 주성분이 스테로이드와 마취제이니만큼 자주 맞는다고 해서 척추가 더 튼튼해지는 것이 아닙니다. 오히려 스테로이드의 경우에는 부작용이 자주 나타나는 약물이기에 3~6개월에 한 번 정도 시술받도록 권장하는 경우가 대부분입니다.

통증이 너무 심한데, 수술할 징도가 아니라면 세 번 정도는 간격을 두고 맞는 경우도 있습니다. 하지만 옛날 할머니들께서 아플 때마다 뼈 주사를 맞듯이 습관적으로 맞는 것은 좋지 않습니다. 뼈 주사의 성분이 바로 스테로이드이기 때문입니다.

"저번에 맞고 좋았는데, 한 번만 더 놔 주세요."

그러면 담당 의사는 난처할 수밖에 없습니다. 통증은 좋아질 수 있으나, 원하시는 대로 주사를 놔 준다면 결국 부작용이 생기거나 병이 더 심해져서 의사를 원망하게 되기 때문입니다.

허리 디스크인데,
엉치가 아파요

우리는 흔히 '허리 디스크' 하면 '허리' 또는 '다리'가 아프다고 많이 생각합니다. 그런데 의외로 '엉치' 통증을 호소하시는 분이 많습니다.

다리 통증은 많이 줄어들고 없어졌는데, "엉치가 시큰거린다." 또는 "엉치가 당긴다."라는 표현을 많이 합니다. 그러면서 혹시 다른 병이 또 있나 걱정하기도 하고, 혹시 병이 안 낫는 것은 아닌가 두려워하기도 합니다.

왜냐하면 의외로 엉치 통증이 다른 곳보다 오래가기 때문입니다.

하지만 걱정하지 않아도 됩니다. 시간이 지나면서 통증은 자연스럽게 줄어들고 엉치 통증 외에도 하지 통증이 사라졌다면 치료도 끝을 향해 간다는 것이기 때문입니다.

※ 물론 둔근의 MPS, 이상근 증후군, 후관절 증후군 등 디스크가 아니더라도 엉치 통증을 유발하는 것도 많으니 감별은 필요합니다.

치료 기간 중에
술·담배를 하면 안 되나요?

술·담배가 몸에 안 좋은 것은 다들 잘 아실 것입니다. 술·담배는 실제 임상에서는 어떤 작용을 할까요?

담배는 우리 몸의 모세 혈관을 좁아지게 만듭니다. 그래서 고혈압이나 협심증이 있는 분들에게 담배는 혈압을 더 높이고 심장 혈관을 더 좁혀서 특히 치명적입니다.

디스크도 비슷합니다. 디스크는 영양분을 받을 때 주변의 가느다란 혈관에서 삼투 작용에 의해서 영양분을 빨아들입니다. 따라서 담배를 피우게 되면 혈관이 좁아져서 가뜩이나 병들어 있는 디스크에 영양 공급을 못 하게 되어 디스크의 회복을 더디게 하거나 악화시킵니다.

술 또한 좋지 않습니다. '전쟁'에 비유하면 이와 같습니다. 적들이 우리나라를 침공하면 전력을 다해서 적을 물리치려고 합니다. 전쟁이 났는데, 누가 재건축을 하고 재개발을 하겠습니까? 술을 마시게 되면 디스크를 재생시키기 위한 우리 몸의 노력은 알코올을 분해하는 데 쓰입니다. 따라서 디스크나 협착증의 호전이 잘 이루어지지 않게 됩니다.

실제로 진료실에서 보면 많은 환자분이 술을 드신 후 통증이나 저림이 심해졌음을 호소합니다.

저는 그래서 술·담배를 하시는 분들이 치료를 받으시러 오시면 적어도 한두 달 정도는 끊게 하고, 정 드시고 싶으시면 맥주를 한두 잔 드시라고 합니다.

수많은 정보 속에 양산되는 헛똑똑 증후군

요즘은 정보가 너무 많다 보니 잘못된 해석으로 이어져 별것 아닌 병을 큰 병으로 오인하는 경우도 생깁니다.

일명, '헛똑똑 증후군'입니다.

요즘 같은 불신의 사회에서는 의사, 한의사의 말보다 인터넷 지식과 환우 카페 회원들의 말을 더 신뢰하는 경향이 있습니다.

의료인 스스로가 만든 불신의 벽이기도 하지만, 자칫 잘못된 정보로 인해서 몸을 망치거나 스스로 오진을 내리는 경우가 많으니 각별한 주의가 필요합니다.

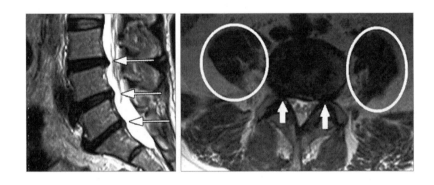

이 환자분은 허리가 아주 아프고 다리에 힘이 빠지는 느낌과 저림이 한 번씩 온다고 하셨습니다.

병원에서는 디스크가 안 좋기는 하지만 그 정도 증상이 나타날 상태가 아니라고 들으셨기에 놀라서서 많이 검색해 본 결과 근이영양증이 아닐까 스스로 판단하셨다고 합니다.

　근육부족형 디스크 체질은 근육이 약해서 디스크를 충분히 받쳐주지 못해서 병이 나는 체질입니다.

　이 환자분은 세 군데나 디스크가 협착되고 탈출되어 있는데, 모두 심한 것은 아니지만 근육이 약해서 병에 비해 증상이 심하게 나타난 것입니다. 당연히 근이영양증이 아니라 허리 디스크 증상이었습니다.

　인터넷에서 '다리 힘 빠짐'을 찾아보면 온갖 종류의 병이 나옵니다. 뇌졸중, 척수증, 근이영양증, 말초 신경 마비 또는 여러 가지 자가 면역 질환부터 바이러스 질환까지…. 모두가 통증과 저림 또는 힘 빠짐이 주 증상이기에 읽다 보면 다 자기 증상처럼 느껴집니다.

　책에서 공부한 것이 사는 데 있어서 꼭 맞지 않듯이, 디스크도 환자의 상태, 체형, 체질에 따라서 신중하게 판단해야 합니다.

　과거에도 허리 디스크를 강직성 척추염으로 오해하고 8년간 강직성 척추염 약만 드셨던 분도 있었습니다. 또 턱관절과 자율 신경 계통의 문제를 파킨슨병으로 오인해서 수년간 치료받던 분도 있었습니다.

　나의 병이 좀 애매하고 헷갈리면 몇 군데의 병원을 좀 더 다녀 봐야 합니다. 증상이 같아도 수많은 서로 다른 원인이 있기에 잘못 판단하면 오히려 몸을 해칠 수 있기 때문입니다.

스트레스는
디스크의 적

"스트레스를 받았더니 어깨가 아프다. 뒷목이 아프다."라는 얘기를 들어 보셨을 것입니다. 한 해에 만 명 이상 디스크 환자분들을 접하다 보면 스트레스가 디스크의 예후에 큰 영향을 끼친다는 사실을 알 수 있습니다.

스트레스는 디스크 예후에 세 가지 방면으로 영향을 미치고 있습니다.

① 통증의 민감도 증가.
② 자생력의 둔화.
③ 자세의 악화.

1. 통증의 민감도 증가

스트레스를 받고 있다가 그 스트레스의 원인이 해결되면서 소화도 잘되고 두통도 사라지는 등의 경험을 해 보신 적이 있으실 것입니다.

스트레스를 받으면 뇌의 신경 전달 물질과 호르몬의 변화로 인해서 통증의 역치가 내려갑니다. 통증의 역치가 내려간다는 의미는 작은 자극에도 쉽게 통증을 느낀다는 것입니다. 디스크 질환은 근육-인대의 통증뿐만 아니라 신경 자극에 의한 통증 등 다양한 통증 유형이 혼재된 질환이기 때문에 스트레스에 의해서 쉽게 통증이 증가합니다. 특히 목 디스크 증상이 허리 디스크보다 스트레스에 더 예민하다는 점이 또 다른 특징입니다.

2. 자생력의 둔화

스트레스를 받게 되면 몸의 기능이 정상적으로 작동하지 못합니다. 호르몬과 신경계의 균형이 깨지며, 몸은 비상 대기 상태에 돌입하게 됩니다. 그렇게 되면 몸은 정상적인 세포의 성장을 방해받게 됩니다. 뼈, 신경, 근육, 인대 등의 조직 재생이 느려지고, 파괴된 세포들도 빨리 재생되지 않게 됩니다. 몸의 저항력이 떨어지고 외부의 바이러스나 세균 또는 충격에도 쉽게 손상을 받게 됩니다. 신경을 많이 쓰던 중에 예기치 않게 감기에 걸리거나 장염에 걸리는 경우를 흔히 겪게 되는 것과 같은 원리입니다.

디스크 질환이 있는 경우에도 스트레스에 의해 손상된 디스크 및 신경 조직들의 회복 속도가 느려지기 때문에 예후에도 악영향을 끼치게 됩니다. 치료를 받아도 좀처럼 회복되지 않고, 집에서 쉬고 있는데도 회복이 더딘 경우, 스트레스가 원인인 경우가 있습니다.

3. 자세의 악화

스트레스를 받으면 구부정한 자세를 많이 취하게 됩니다. 그리고 생각이 많아지므로 한 자세로 많이 있게 됩니다. 스트레스를 많이 받는 사람들의 자세를 보면 대부분 가슴이 좁고 등이 구부정합니다. 그런 자세는 목 근육, 등 근육, 허리 근육 등에 지속해서 무리를 주며 특히 몸을 지탱하는 디스크에 무리를 주기 때문에 치료 기간을 길게 할 뿐만 아니라 오히려 통증을 증가시키기도 합니다.

디스크 수술!
병원마다 다른 이야기를 해요

지인분께서 환자 한 분을 저희 한의원에 모시고 오셨습니다. 갑작스럽게 허리와 다리에 통증이 생겨서 가까운 척추 전문 병원에서 MRI 촬영을 하셨다고 합니다.

오전에 진료하러 들어갔는데, 그때 만난 담당 과장님은 수술을 반드시 받아야 한다고 했답니다.
그리고 오후에 다시 상담을 하려고 했는데, 오전에 만났던 담당 선생님은 오후에 진료하시지 않아서 다른 과장님께 진료를 받았는데, 그분은 수술보다는 신경 차단술을 먼저 받자고 했답니다.

그래서 환자분은 그 병원에 대한 신뢰감을 잃고 저를 찾아오셨습니다. 같은 병원에서 어떤 의사는 반드시 수술을 해야 한다고 하고, 어떤 의사는 수술보다 신경 차단술을 우선 하자고 하니, 환자분 입장에서는 믿음이 가지 않을 수 있습니다.

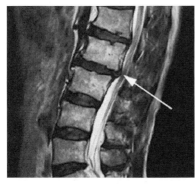 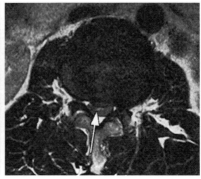

하지만 그 환자분이 더욱 많은 병원을 다니셨다면 더욱더 놀라운 사실을 발견할 것입니다. 다른 병원 역시 수술하자는 의견과 하지 말자는 의견이 나뉠 것이고, 심지어 수술 방법이나 비수술적인 치료 방법 역시 병원마다 다를 것입니다.

모두 틀린 것일까요? 그렇지는 않습니다. 의료는 사람의 몸을 대상으로 하는 것입니다. 대부분 치료에 대한 기준이 있고, 매뉴얼이 있지만, 그런 기준 또한 계속 바뀝니다. 또한, 의사의 숙련도와 경험에 따라서 선호하는 치료법이 조금씩 다릅니다.

그래서 어떤 의사는 마비가 될 수 있으니 수술을 하자고 하는 것이고, 어떤 의사는 조금 더 지켜보자고 하는 것입니다.

예를 들면, 감기에 걸려서 병원에 갈 때와 같습니다. 증상은 같지만, 의사마다 처방해 주는 감기약이 저마다 조금씩 다릅니다. 달랑 타이레놀 하나 주는 사람도 있고, 항생제까지 주는 사람도 있으며, 주사를 놓는 사람, 심지어 집에서 콩나물국이나 끓여 먹으라고 하며 보내는 사람도 있습니다.

그래서 디스크라는 진단을 받으면 수술할지, 안 할지, 어떤 치료를 받을지에 대해서 몇 군데의 병원에 다니며 충분히 고민한 후에 결정을 내리는 것을 권장합니다.

누군 침 맞아서 낫고,
누군 약 먹어서 낫고…
디스크는 낫는 방법이 왜 사람마다 다 다를까?

환자: "선생님, 제 친구도 디스크인데 운동해서 나았대요."
의사: "아, 그러셨어요?"
환자: "그래서 저도 운동을 했더니 이젠 다리까지 저려요, 왜 그래요?"
의사: "진단명은 '디스크' 한 가지지만, 디스크의 종류와 변수는 수십 가
　　　지나 되기 때문이에요. 운동해서 나을 디스크가 따로 있죠."

　진료를 하다 보면 운동해서 나았다는 사람, 침 맞고 디스크가 나았
다는 사람, 추나 치료를 받고 나았다는 사람, 주사를 맞고 나았다는 사
람 등 병은 하나지만 낫는 방법은 참 여러 가지입니다.

　디스크 환자분들이 혼란스러워하는 부분이 바로 그것입니다. 주변에
서 사람마다 하는 말이 다 다르고, 인터넷을 검색해도 다들 하는 말이
다르기 때문에 고민합니다.

　'디스크 치료 ○○병원 어때요?'라는 게시물 속의 댓글은 정말 한 편
의 코미디 같습니다.

- 댓글 1: 저 그 병원에서 치료받고 지금은 멀쩡하게 운동하고 지내요. 강추!
- 댓글 2: 저 그 병원에서 죽다 살았음. 지금도 아픈 거 생각하면 XX 같은 병원!
- 댓글 3: 누가 그러던데, 거기서 수술하고 나서 마비됐대요.
- 댓글 4: 댓글 3님 난 거기서 치료받고 잘만 살아요.
- 댓글 5: 다 필요 없음. 난 ○○한의원 가서 추나 받고 한번에 나았다. 뭐 하러 수술해?
- 댓글 6: 댓글 5 웃기지 마. 난 한의원에서 추나 받고 디스크 터져서 수술했다.
- 댓글 7: 디스크는 수술하든, 안 하든 평생 아픈 병이니, 포기하세요.
- 댓글 8: 저희 할머니는 거꾸리하고 나았어요. 거꾸리 강추!

디스크에 걸려서 좀 알아보려고 하면 알아볼수록 환자의 머릿속은 더욱 혼란스럽습니다. 유명한 병원일수록 지지하는 사람과 반대하는 사람들끼리 서로 아웅다웅합니다. 사이비 치료며 검증이 되지 않는 치료까지 얘기가 오가면서 환자분들의 혼란은 가중됩니다.

그렇다면 왜 이렇게 말도 많고 탈도 많을까요?
이유에는 여러 가지가 있습니다.

첫째, 디스크는 이름만 하나일 뿐, 초기부터 말기까지 매우 다양하기 때문입니다.
둘째, 의사마다 디스크의 심각도를 표현하는 것이 다 다르기 때문입니다.
셋째, 어떤 치료를 받든 디스크 주위에 생긴 염증이 가라앉고 주변의 근육과 인대의 손상이 좋아지면 통증은 상당히 진정되기 때문입니다.
넷째, 환자마다 치료의 반응과 회복력이 모두 다르기 때문입니다.
다섯째, 병의 이름은 하나이나 병의 원인과 예후에는 많은 변수가 작용하기 때문입니다.

허리와 다리 통증을 일으키는 원인은 여러 가지가 있으며, 그중의 한 가지가 디스크 탈출일 뿐입니다. 따라서 가벼운 디스크의 경우에는 디스크 자체에 의한 통증 외에도 디스크 주변의 근육과 인대에 의한 통증이 통증의 상당 부분을 차지하기 때문에 아무리 심한 통증도 보존적인 치료를 통해서 상당 부분 호전이 됩니다.

그렇기에 누구는 뜸으로 낫고, 누구는 침으로 낫고, 누구는 주사로 나았다고 얘기하는 것입니다. 수술 권유를 받았던 환자도 자기는 뭐해서 나았다고 소문을 내는 것입니다.

대부분의 초기 디스크나 중기 디스크 정도는 이와 같은 보존적인 치료로도 대부분 통증이 호전됩니다. 소위 나와 궁합이 잘 맞거나 원인을 잘 잡아서 치료해 주면 효과가 나타납니다. 그러나 모든 디스크 환자가 모두 같은 방법으로 호전되는 것은 아닙니다.

모든 암 환자가 항암제에 반응하는 것이 아니듯이, 모든 디스크 환자가 같은 치료에 똑같은 반응을 하는 것은 아닙니다. 보통 디스크 자체의 원인보다 근육과 인대의 문제가 많은 사람들일수록 보존적인 치료에 반응을 잘하며, 염증이 심했던 환자일수록 드라마틱하게 호전되는 경우가 많습니다

그러나 어느 단계 이상 디스크 질환이 진행되면 일반적인 보존 치료로는 반응이 적으며, 보다 적극적인 치료를 받아야 효과가 있습니다.

그러니 내가 디스크 질환이 걸렸다면, 주변 사람들의 '카더라 통신'을 믿기에 앞서서 다소 시간이 걸리고 수고스럽더라도 몇 군데의 병원에서 상담을 받아보시는 것이 더 도움이 될 것입니다.

수술 후에도 통증이 지속되면
재수술을 받아야 합니까?

우연하게도 김○○ 님을 포함해서 동료 몇 분이 디스크 진단을 받았습니다. 각자 다른 병원에서 진단을 받고 수술하였는데, 그 결과가 모두 다르게 나타났습니다. 먼저 김○○ 님은 수술 후에 심하게 저리던 다리 증상이 없어지고 많이 편해져서 큰 지장 없이 일상생활을 할 수 있게 된 반면에, 다른 친구 두 분은 수술 후에도 통증이 지속되어 다시 수술을 받아야 하나, 말아야 하나 고민을 하고 있었습니다.

수술했는데도 통증이 지속되면, 수술을 받은 환자분들은 우선 수술에 대한 강한 거부감을 가지게 됩니다. 특히 수술 후유증으로 다시 MRI를 촬영한 결과를 보고 나서는 더 큰 실망에 빠지는 경우가 있습니다. 다음과 같은 분이 그런 경우입니다.

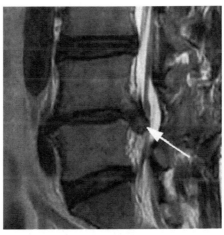

[수술 후에도 여전히 통증이 남아있는 환자의 MRI]

우선 이분은 경우에 처음에 극심한 다리 통증과 마비 증상으로 어쩔 수 없이 수술을 진행했다고 합니다. 디스크가 워낙 심하게 튀어나와 있었기 때문에 튀어나온 디스크를 모두 절개할 수는 없었습니다. 모두 절개할 경우 디스크가 쉽게 재발하기 때문입니다. 그렇다고 유합술이나 인공 디스크 수술을 하면 그 후유증은 더 크게 남기 때문에 그런 수술도 시행할 수 없었습니다. 그래서 차선책으로 선택한 것이 디스크는 소량만 제거하고 요추의 후궁이라는 뼈에 구멍을 내서 신경과 디스크가 자극받는 부위의 압력을 낮추는 방법을 썼습니다. 의사는 환자분 상태에 맞춰서 가장 현명한 선택을 했습니다.

안타깝게도 그 결과는 좋지 않았습니다. 환자분은 여전히 통증을 호소하였고, 수술 후에 깨끗해질 줄 알았던 디스크는 그대로 남아있고, 통증도 여전히 있었습니다.

이럴 때는 두 가지 방법이 있습니다. 재수술과 비수술입니다. 즉, 재수술을 통해서 디스크를 조금 더 제거하거나 제거하기에 무리일 것 같으면 인공 디스크로 치환하는 수술을 받는 것이고, 비수술은 여러 가지 비수술적 치료를 통해서 증상을 완화시켜 가며 디스크가 우리의 자생력에 의해 스스로 치료되게끔 하는 치료입니다.

첫 번째 방법은 평생 허리 통증이 남을 확률이 높고, 두 번째 방법 역시 결과가 항상 좋은 것은 아닙니다. 보통 저는 비수술적인 치료를 3개월 해 보고 호전이 전혀 없을 경우에는 수술을 권유합니다.

물론 이 환자분보다 가벼운 환자분들의 경우에는 비수술적인 치료를 적극적으로 권유합니다. 왜냐하면 디스크를 일부 제거하는 수술은 어차피 시간이 지나면서 다시 디스크가 튀어나올 것이기 때문에 현 상태에서 최대한 디스크를 흡수시키고 강하게 만드는 것을 목적으로 해야 하기 때문입니다.

디스크인데
몸이 틀어져요

디스크가 생기면서 몸이 틀어지는 경우가 있습니다. 이는 튀어나온 디스크를 압박하지 않기 위해서 몸이 스스로 틀어지는 것입니다.

다음의 MRI 영상을 보면 디스크가 왼쪽으로 튀어나온 모습이 보입니다(MRI 화면상으로 오른쪽이 실제로는 왼쪽입니다). 이 환자분의 엑스레이는 다음과 같습니다.

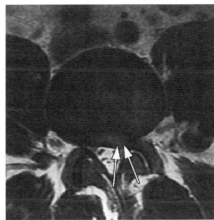 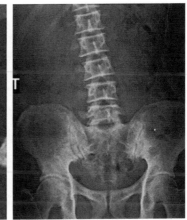

[디스크 탈출과 보상성 측만증]

왼쪽으로 튀어나온 디스크를 보호하기 위해서 몸이 오른쪽으로 기울었습니다. 이러한 측만증을 '보상성 측만증'이라고 하며 튀어나온 디스크 자체의 문제라기보다는 디스크 손상으로 인한 부종에 의해 일시적으로 몸이 틀어지는 현상입니다. 당연히 염증과 부종이 줄면서 통증이 감소하면 대부분 자연스럽게 예전의 바른 자세가 나옵니다. 이런 보상성 측만증의 경우, 강제적으로 교정하면 오히려 병이 더욱 심해지니 매우 주의해야 합니다.

그러나 간혹 심한 디스크 환자의 경우에는 통증이 감소해도 몸이 정상으로 돌아오지 않는 경우가 있습니다. 증상은 감소했지만, 디스크가 여전히 튀어나와 있거나, 틀어진 자세가 오랫동안 고정되어 몸이 굳어진 경우입니다. 이때는 추나 치료나 도수 치료 등을 통해 바로잡습니다.

허리 디스크가
목으로도 가나요?

환자분들 중에는 허리 디스크도 있으면서 목 디스크가 있거나, 목 디스크가 있는데 오십견이 오고 협착증이 낫기도 전에 무릎의 퇴행성 관절염이 오는 등, 두세 가지 질환이 동시에 오는 경우가 의외로 많습니다.

환자는 뭐하나 고칠 만하면 다른 데가 아파지니 평생 이렇게 병원만 다녀야 하는 건지 하는 생각에 우울해집니다.

나이 40대까지는 몸이 아프면 치료하면 끝입니다.
하지만 50대가 넘어가면 한 곳을 치료해도 다른 곳이 아파집니다.
60대가 넘어가면 한 곳을 치료하기도 전에 다른 곳이 아파집니다.
70대가 넘어가면 한 곳을 치료하기도 전에 두 곳이 아파집니다.
80대는 생각만 해도 여러 곳이 아파집니다.
웃지 못할 일입니다.

왜 그럴까요?

인정하고 싶신 않지만, 노화 때문입니다.
세월 앞에 장사 없기 때문입니다.

대부분의 환자는 노화를 인정하지 않고 '주사를 맞으면 낫겠지.', '수술을 하면 낫겠지.' 하고 생각합니다.

하지만 주사를 맞고 나서, 수술을 하고 나서 수개월에서 수년이 지나서 다시 아프면 그때는 조금씩 세월의 무상함을 이해하게 됩니다.

'아…. 주사나 수술로 완전히 치료되는 게 아니구나.'

디스크나 협착증도 우리가 노화되는 한 과정입니다. 그렇다면 이를 막을 방법은 없을까요?

그 방법은 한의학에 있습니다. 한의학은 수천 년간 질병을 예방하고 노화를 방지하는 노력을 기울여 왔습니다. 병을 치료하는 의사는 하수이고 병이 나기 전에 예방하는 의사는 명의로 봤습니다. 한의학은 병이 오기 전에 체질의 불균형을 잡아 질병을 예방했습니다.

디스크와 협착증의 치료도 마찬가지입니다. 특히 중년 이후의 나이라면 절대적으로 중요합니다.

저도 처음에 디스크와 협착증을 치료할 때는 '치료하는 한약'만 썼습니다. 물론 그것만으로도 상당 부분 효과가 있습니다. 한의학의 치료하는 한약은 통증과 염증만 치료하는 것이 아니라 손상된 척추와 신경을 재생하는 효과가 있기 때문입니다.

하지만 치료를 하면서 체질이 무엇보다 중요하다는 것을 경험하게 되었습니다. 잘 낫지 않는 환자분들에게 체질에 맞는 한약을 함께 투약하면 훨씬 치료율이 높아지고 재발률이 낮아지는 것을 경험했습니다.

그래서 지금은 모든 환자분에게 '재생 한약' 외에도 체질에 맞는 '보약'을 함께 가미해서 처방합니다.

세월이 갈수록 회복력이 떨어지지만, 체질에 맞춘 보약으로 자생력을 최대로 높이고 재생 한약으로 상처를 아물게 하면서 디스크 체질에 맞춰 건강을 관리하면 평생 건강한 척추로 살 수 있을 것입니다.

디스크가 심하지 않은데
왜 아플까요?

중년의 여성 한 분이 오셨습니다. 두 군데의 디스크 진단을 받고 주사 치료도 받았지만, 통증이 반복돼서 내원하셨습니다. 병원에서는 심하지 않다고 하는데, 환자분은 너무 아프니 이해가 되지 않는 모양이셨습니다.

MRI를 보기에 앞서 엑스레이를 보았습니다. 엑스레이상 5번 요추의 천골화가 일부 진행되어 있었고 그것으로 인해 5번 요추는 움직일 수 없는 상태였습니다.

당연히 L5~S1 부위의 디스크는 퇴행성 없이 건강한 상태였습니다. 요추가 움직일 수 없는 상태이니 많이 써서 닳게 되는 퇴행도 없는 것입니다. 반면에 L3~4, L4~5는 보상적으로 많이 움직이기에 퇴행성이 진행된 상태였습니다.

또한, 요추의 과전만이 요통을 유발하고 있었으며 흉추의 과후만으로 인해 요추의 과전만이 더욱 심해진 상태였습니다. 이를 전문 용어로 '하부 교차 증후군(Low Cross Syndrome)'이라고 합니다.

아울러 장요근과 기립근, 즉, 허리를 지탱하는 근육도 약한 상태였습니다. 디스크 체질로 '근육부족형'이었습니다.

결론적으로 첫째, L5의 천골화로 L4의 과가동성, 둘째, low cross

syndrome, 셋째, 근육부족형. 이 세 가지의 원인으로 인해, 디스크 자체가 많이 튀어나온 것은 아니지만 이러한 복합적인 상황이 지속해서 통증을 유발하고 재발시키는 상황이었습니다. 주사를 맞아도 원인이 해결되지 않으니 당연히 통증이 반복된 것입니다.

환자분의 치료 방향은 이렇습니다.

첫째, 손상된 디스크를 재생하는 재생 한약 3개월 처방.
둘째, 과후만된 흉추, 과전만된 요추를 교정하는 추나 치료.
셋째, 염증을 치료하고 디스크의 재생을 촉진하는 봉침 치료.
넷째, 추후 통증이 잡히면 코어 근육 강화 운동.

이렇듯 단순히 디스크 하나만 보면 치료가 안 되는 경우도 많습니다. 항상 열린 마음으로 다양한 관점에서 환자를 보고 치료해야 합니다.

디스크와 협착증,
증상은 같은데 왜 진단도, 치료도 다르죠?

[질문]

"저도 허리가 아프고, 제 친구도 허리가 아파서 왔는데, 저는 삐끗한 것이라고 말씀하시면서 침 몇 번 맞으면 나을 거라 하시고, 제 친구는 디스크라고 하시면서 침도, 봉침도, 약도 처방하셨어요. 허리가 아픈 것은 같은데 왜 치료도, 진단도 다르나요?"

[답변]

"우선 이렇게 이해하시면 됩니다. 누군가가 기침을 한다고 가정해 봅시다. 기침의 원인으로는 무엇이 있을까요? ① 찬 공기나 먼지 등에 의한 알레르기성 기침, ② 감기, ③ 신종 플루나 독감과 같은 바이러스 질환, ④ 폐렴, ⑤ 결핵 등이 있을 것입니다."

이처럼 증상은 똑같지만, 그 원인이 다르기에 알레르기의 경우 면역력을 길러주거나 알레르기 요인을 제거해야 하고, 감기는 스스로 낫거나 가벼운 약만 복용하면 낫고, 독감은 항바이러스제를 투약해야 잘 낫겠고, 폐렴은 항생제를 써야 합니다. 결핵 또한 결핵균을 없애야 낫습니다.

결핵인데 항바이러스제를 투약하거나 알레르기인데 결핵약을 쓴다면 기침이라는 증상은 나아지지 않을 것입니다.

통증도 마찬가지입니다. 허리 통증의 원인이 근육이면 푹 쉬거나 간단한 진통제만 먹어도 낫습니다. 반면에 그 원인이 디스크면 디스크의 상태에 따라서 적당한 치료가 필요합니다.

다음의 세 가지 케이스는 모두 심한 허리 통증으로 내원한 분들의 MRI 영상입니다.
증상은 같은데 모두 그 원인이 다릅니다.

1. 염좌

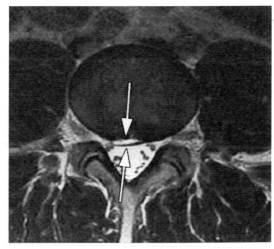

[요추부 염좌, 섬유륜 파열]

첫 번째로 염좌 환자의 경우에는 휴식이 치료에서 가장 중요한 요소입니다. 아무리 심하게 아파도 대부분 일주일이나 2주일 정도 쉬어 주면 많이 낫습니다. 염좌의 정도가 심하면 약물 치료 등의 적극적인 치료가 필요하기도 합니다.

이 환자분은 섬유륜 파열(annular tear)이 같이 있는데, 간혹 이를 가지고 디스크가 파열되었다고 당장 수술하라고 겁을 주는 경우가 있으니 심한 추간판 탈출증인 디스크 파열(disc extrusion)과 구별해야 합니다.

2. 추간판 탈출증

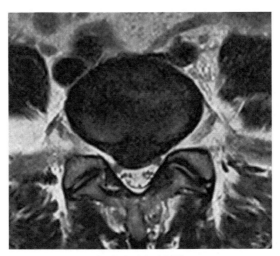

[요추 추간판 탈출증]

디스크 질환은 심하면 수술을 해야 하고 심하지 않다면 적극적인 치료를 통해 디스크가 호전되도록 합니다.

디스크가 자연적으로 흡수되는 경우도 있고, 치료를 통해서 흡수를 시키는 경우도 있으며, 수술을 통해 잘라내는 경우도 있습니다. 대부분 위의 염좌보다 치료 기간이 깁니다.

3. 퇴행성 디스크

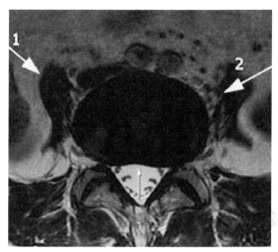

[퇴행성 디스크]

이 환자분의 경우에는 퇴행성 디스크가 있지만, 통증의 근본적인 원인은 1, 2로 표시된 부분과 같이 근육이 너무 부족해서 생긴 것입니다. 근육 강화를 시키지 않는 한 통증 개선이 잘 되지 않습니다. 통증이 적당하게 조절되면 결국 운동으로 극복해야 합니다.

이 외에도 요통은 후관절 증후군, 척추관 협착층, 단순 근육통 등 다양한 원인이 있으므로 증상이 서로 비슷하더라도 치료 방법이나 병에 대한 예후가 모두 다릅니다.

무엇보다 증상의 원인이 무엇인지 정확히 진단을 하고 그에 맞는 정확한 치료를 받는 것이 중요합니다.

디스크도
유전이 되나요?

"선생님. 디스크도 유전이 되나요? 저희 집에 디스크 환자만 세 명이에요. 제 자식도 디스크에 걸릴까 봐 걱정됩니다."

이런 질문을 하시는 분들을 종종 보게 됩니다. 보통 디스크 질환이 있는 분들은 형제자매나 부모님께서도 같은 질환이나 비슷한 증상으로 고통받고 있는 경우가 많습니다. 그러나 결론부터 말씀드리면 디스크는 유전 질환이 아닙니다. 척추 질환 중에서 유전이 되는 질환이 있기는 합니다. '강직성 척추염'과 같은 척추가 굳어가는 병은 유전자에 문제가 있습니다. 그러나 현재까지는 디스크를 일으키는 유전자가 발견되거나 유전성이라는 견해는 없습니다. 그런데 왜 가족들이 다들 비슷한 질환에 걸릴까요?

답은 의외로 간단합니다. 서로가 닮기 때문입니다. 우리는 형제나 부모·자식 간에는 얼굴이 서로 닮는다는 것을 상식적으로 알고 있습니다. 아버지를 닮은 딸, 어머니를 닮은 아들, 꼭 쌍둥이처럼 닮은 형제들. 우리의 외모는 유전자 속에서 서로를 닮아 가게 만듭니다.

그런 닮은꼴은 비단 겉모습뿐만이 아닙니다. 만성 소화 불량이 있는 아버지를 닮은 아들, 비염이 있는 어머니를 닮은 딸 등, 유전병이 아님에도 닮는 경우가 있습니다. 왜냐하면 우리는 겉모습뿐만 아니라 우리 몸의 오장육부 또한 부모님을 닮기 때문입니다.

뼈나 인대, 근육, 디스크 등도 마찬가지입니다. 부모님의 약한 뼈를 자녀도 닮게 되고, 강한 뼈도 자녀는 닮게 됩니다. 디스크가 잘 오는 사람은 아무래도 다른 사람들에 비해서 근골격계가 약합니다. 똑같이 나쁜 자세를 취해도 누군 디스크가 오고, 누군 안 오고의 차이는 그런 근골격계의 내구성에 차이가 있기 때문입니다.

얼굴을 닮는 것처럼 뼈나 근육 인대 등도 닮기 때문에 디스크가 있는 가족이 있다면 나 또한 디스크를 예방하기 위해서 노력해야 합니다.

요통은
운동하면 좋아질까?

병세와 증상 및 원인에 따라 운동법이 다릅니다.
잘못된 운동은 오히려 증상을 악화시키기도 합니다.

오랫동안 한 가지 질환만을 치료하다 보면 좋아질 사람인지, 안 좋아질 사람인지, 얼마나 치료받으면 나을지에 대한 소위 감이 생기게 됩니다. 언젠가 할머니 한 분이 치료를 받고 계셨는데, 허리에 발생한 척추관 협착증으로 통증이 있는 분이었습니다. 청소를 부업으로 하시기 때문에 통증이 호락호락하게 잡히지는 않았지만, 환자분이 워낙 열심히 치료를 받으셔서 어느 정도 호전을 기대하고 있었습니다. 그러나 약 2개월이 지나가는데도 환자분의 증상은 호전되지 않았습니다.

처음에는 하시는 일이 허리를 늘 써야 하는 일이라서 늦겠거니 했지만, 오랫동안 쌓아온 경험에 의해 판단해 보면 그래도 호전이 너무 적었습니다. 환자분께 일 외에 다른 무리가 가는 운동이나 다른 행동을 하지 않는지 여쭤보았지만, 특별한 것은 없었습니다. 그렇게 얼마간의 시간이 지났음에도 환자분의 호전이 기대와 달라 다시 한번 집요하게 생활에 관해서 물어보았습니다. 아니나 다를까, 그분은 특별한 운동을 하고 계셨던 것이었습니다.

"사람들이 허리 병은 무조건 많이 걸어야 하고, 어떤 사람은 철봉에 매달려야 한다고 해서 매일 운동장 20바퀴씩 돌고 매일 열심히 철봉에 매달렸어요."

바로 그 '카더라'가 문제였습니다. 허리 병을 고쳤다는 수많은 정보 속에서 환자들이 자신에게 맞지 않는 치료법을 선택해서 오히려 증상을 악화시키거나 치료가 더디게 만드는 경우가 있는데, 이 환자분이 그렇게 하고 있었습니다.

"당연히 좋은 거라 생각해서 선생님께는 말씀드릴 필요를 못 느꼈습니다."

환자분은 운동이라면 다 좋은 것이라고 생각하셨고, 철봉에 매달려서 허리를 늘려 주면 허리가 쭉쭉 펴져서 좋을 것이라 생각하셨던 것이 화근이었습니다. 환자분께 운동량을 대폭 줄이고 철봉 운동을 금지한 이후로 통증은 줄어들기 시작했고, 수개월이 지난 지금은 생활에 무리 없이 건강하게 활동을 하고 계십니다.

허리 디스크나 인대 손상 등은 겉에서는 볼 수 없기 때문에 우리는 안정의 중요성을 쉽게 잊고 맙니다. 자동차 타이어에 펑크가 났을 때, 누구나 펑크를 때워야 한다고 생각합니다. 펑크를 때우기 전에는 차를 운전하면 안 되고 어쩔 수 없이 운전해야 하는 상황에 처하면 아주 느리게 운전을 해야 한다는 것을 알고 있습니다.

허리 병도 마찬가지입니다. 발병 초기에는 무엇보다 안정이 최우선입니다. 안정을 하고 어느 정도 치료가 되어 통증이 줄어들게 되면 조심스럽게 가벼운 체조나 보행부터 시작해야 합니다. 기벼운 운동 후에도 통증이 증가하지 않는다면 그때부터 운동량을 서서히 증가시키고 증가 폭 또한 일주일에 10% 정도의 강도 이상으로 증가시키면 안 됩니다.

초기 디스크나 디스크가 치료된 이후에는 운동이 무엇보다 중요합니다. 그러나 디스크가 어느 정도 진행된 경우, 통증이 있을 때 억지로 참고 운동을 하게 되면 오히려 그 운동이 독이 되어 내 몸을 해칠 수 있다는 것을 명심해야 합니다.

운동도 지나치면
'디스크'가 됩니다

얼마 전에 오신 30대 환자분입니다. 누구보다 스포츠를 좋아하시고 구기 종목을 특히 좋아하셔서 일주일에 3~4일은 동호회 사람들과 축구를 하시는 분입니다.

수년 전부터 이따금 허리가 아프긴 했다고 합니다. 통증이 있을 때 물리 치료나 침을 좀 맞으면 금방 좋아졌던 분인데 이번에 통증이 생긴 뒤로는 2주 이상 치료를 받아도 좀처럼 좋아지지 않으셨다고 합니다.

우선 엑스레이를 보겠습니다.

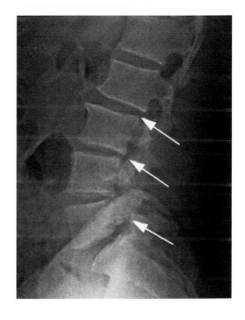

30대 나이의 뼈로 보기에는 퇴행성 변화도 진행되어 있고(L2~3), 디스크 간격도 여러 군데(L3~4, L4~5, L5~S1)가 좁아져 있습니다. 이 결과는 디스크에 문제가 있다는 뜻이기도 합니다. 그래서 MRI를 찍었고, 그 결과는 다음과 같았습니다.

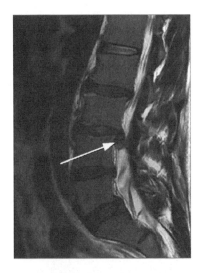

생각보다 몸 상태가 좋지 않았습니다. L3~4 디스크는 파열되어서 속의 수핵이 흘러나와 있고, 다른 디스크도 퇴행성 변화와 함께 돌출되어 있었습니다.

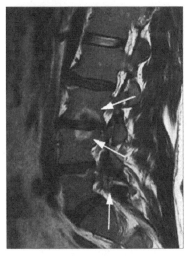

다른 각도에서 본 영상에서는 뼈의 퇴행화 현상을 직접 확인할 수 있었습니다.

그런데, 왜 이토록 병이 심해질 때까지 환자분은 통증이 심하지 않았던 것일까요?
다음의 영상을 보면 이해가 갑니다.

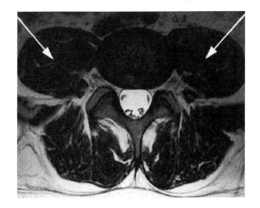

이 환자분은 평소에 많은 운동을 한 덕분에 근육이 상당히 크고 건강한 상태였습니다. 따라서 디스크가 손상되고 뼈가 손상되었어도 튼튼한 근육이 이를 모두 지탱할 수 있었던 것이었습니다.

'이가 없으면 잇몸으로' 사는 것과 같이, 이토록 근육이 발달한 분들은 병이 상당 부분 진행된 뒤에야 발견하게 되는 경우가 많습니다.

이런 환자분들은 대부분 자신의 몸 상태를 보고 매우 놀라고, 동시에 상실감을 많이 느끼게 됩니다.

'열심히 한 운동이 몸을 해치고 있었다니⋯'

'과유불급(過猶不及)'

적당한 운동은 도움이 되지만, 지나치거나 내 몸에 맞지 않는 운동은 나를 해칠 수도 있다는 점을 항상 기억하시길 바랍니다.

급성 디스크 질환에서
절대로 하지 말아야 할 것!

급성 디스크 질환과 관련하여 많은 사람이 착각하는 운동이 있습니다.

1. 요가(스트레칭)

디스크 급성기에 요가나 스트레칭을 한다는 것은 발목이 삐었을 때 발목을 꺾는 것과 같습니다. 요가나 스트레칭은 탈출된 디스크와 성난 디스크를 더욱 튀어나오게 합니다. 물론 숙련된 요가 강사가 신중하고 주의 깊게 적당한 동작을 지도한다면 좋아질 수도 있으나 급성기에는 위험할 확률이 높습니다. 요가나 스트레칭이 디스크에 좋다고 해서 하는데 오히려 이런 운동을 하고 통증이 심해지는 것은 바로 이 때문입니다.

2. 거꾸리(매달리기)

거꾸리를 하면 척추가 늘어나면서 튀어나온 디스크가 들어갈 것만 같습니다. 그러나 디스크의 탄력이 없거나 찢어지거나 파열된 경우에는 매달리기나 거꾸리를 했을 때 손상된 디스크를 더욱 손상시킬 수 있습니다. 즉, 척추를 늘리면 디스크가 당겨지면서 들어가는 것이 아니라 오히려 늘어나는 힘에 의해서 더 찢어질 수 있는 것입니다. 단, 디스크 팽륜이나 근육이 많은 사람의 디스크 돌출 또는 가벼운 협착증에서는 거꾸리를 시행할 수 있습니다. 거꾸리나 매달리기를 하면서 통증이 증가한다면 악화되는 징후일 수 있으니 반드시 멈추고 주치의와 상담하시길 바랍니다.

3. 웨이트 트레이닝

팔이 부러졌는데 팔을 강하게 한다고 아령을 들 사람은 아무도 없을 것입니다. 디스크가 손상된 상태에서 웨이트 트레이닝을 하면 디스크가 무게에 눌려서 악화될 가능성이 매우 높습니다. 근육 강화에는 도움이 될 수 있지만, 급성 디스크의 경우에는 디스크가 더욱 성이 나고 손상될 수 있습니다. 근육이 발달한 사람에게나 가끔 도움이 될 수도 있지만, 이 역시 급성기에는 위험합니다.

상처가 나면 강화보다는 안정이 우선입니다. 디스크에 생긴 상처가 바로 추간판 탈출증입니다. 디스크 초기에 통증이 심할 때는 이러한 운동들보다는 안정이 더 중요합니다. 통증이 사라지고 충분히 안정되었을 때 주치의의 지도하에 적절한 운동을 시작하시길 바랍니다.

마사지, 추나, 도수 치료받고
더 아파졌어요

저희 한의원에 오시는 환자분들 중에서 타 병·의원에서 도수 치료나 추나 치료 후에 증상이 악화된 경우를 많이 봅니다.

왜 그럴까요?

추간판 탈출증은 쉽게 설명하면 척추 사이에 있는 디스크라고 불리는 연골에 상처가 생긴 것입니다. 손가락이 칼에 베이면 통증이 생기듯이, 디스크라는 물렁뼈가 손상되면 통증이 생깁니다.

손가락이 칼에 베이면 밴드를 붙입니다. 실수로 상처를 건드렸다가는 너무 아파서 눈물이 찔끔 나기도 합니다. 추간판 탈출증도 디스크가 여러 가지 이유로 생긴 상처이기 때문에 함부로 건드리는 것은 자칫 병을 키우거나 통증이 심해지기에 주의가 필요합니다.

그래서 추나요법에서도 '치료 적부 검사'라 하며 추나를 해도 되는지 확인하는 검사를 반드시 시행하도록 합니다. 따라서 숙련되지 않은 시술자나 초기에 하지 말아야 할 시술 방법으로 치료를 했을 경우에는 통증이 더 심해지거나 심지어 디스크가 터지거나 악화될 수가 있습니다.

오늘 오신 환자분도 MRI상으로 디스크 진단을 받았는데 수술을 하고 싶지 않다고 하니 병원에서 도수 치료를 받으라고 했다고 합니다. 도수 치료를 받으러 갔더니 도수 치료사가 MRI도 보지 않고 "어디가 아프세요?" 정도만 물어보고 도수 치료를 시행했다고 합니다.

환자분은 도수 치료 후 통증이 심해졌지만, 의사는 계속 받아야 한다고 했고, 3일간 더 받은 뒤에 하지 방산통이 생기면서 스스로 중단했다고 합니다. 미숙한 도수 치료사가 환자의 상태를 정확히 파악하지도 않고 타성적으로 치료했기에 손상된 디스크가 더 자극받은 것입니다.

추나 치료나 도수 치료는 나쁜 치료가 아닙니다. 적절하게 시행하면 큰 효과를 거둘 수 있는 치료입니다. 단, 시술자의 경험과 지식이 치료 효과를 결정지을 만큼 개인차가 큰 치료입니다. 적절하지 않은 도수 치료나 추나 치료를 받으면 증상이 더 악화되거나 병이 더 심해질 수 있으니 의사도, 시술자도 신중을 기해야 할 것입니다.

디스크 운동 요법,
그릇된 지식이 치료를 망친다

진료를 하다 보면 참으로 안타까울 때가 많습니다.

허리 디스크 환자분인데, 허리를 강화하기 위해 윗몸 일으키기를 하고 철봉에 거꾸로 매달리는 소위 '거꾸리'를 열심히 하고, 등산도 많이 다니는데도 잘 안 낫는다고 하십니다.

"그렇게 하시니 당연히 낫지 않는 것입니다."

이렇게 말씀드리면 십중팔구는 의아한 표정으로 저를 쳐다봅니다.
이는 디스크에 대한 그릇된 정보 때문입니다.

물론 운동이 중요합니다. 허리를 강화시키기 위해서는 복근을 강화시키는 것도 중요합니다. 하지만 복근을 강화하기 위한 윗몸 일으키기가 디스크 환자의 허리를 더욱 일자로 만드는 것을 아십니까?

배가 많이 나와서 허리가 과전만되었거나 협착증이 있거나 하면 철봉에 매달리는 거꾸리를 좀 해 줘도 괜찮습니다. 하지만 거꾸로 매달리면 디스크가 들어갈 거라는 상상은 누가 한 것일까요? 왜 병원에서는 1억 원이 호가하는 정밀한 기계를 굳이 사용하면서 허리를 견인시킬까요? 그냥 철봉 하나 사면 되는데….

잘못된 각도로 허리를 무작정 늘리면 늘어난 디스크가 더욱 늘어나서 망가지는 경우가 생기기 때문입니다.

매스컴의 위력 탓에 종종 매스컴을 통한 정보가 주치의의 견해보다 신뢰감이 가는 것은 이해합니다만, 요즘 들어서 그런 분들이 자꾸 느니 답답한 마음에 글을 적습니다.

쉽게 이해하십시오. 발목을 삐끗한 사람이 발목이 낫기 전에 과도한 스트레칭을 하거나 달리기를 하면 그 발목은 낫지 않습니다. 디스크도 마찬가지입니다. 강화하는 것은 충분히 치료한 다음에 하는 것이 재활 치료의 기본입니다.

증상이 낫기 전에는 함부로 운동하지 마십시오. 한두 분은 좋아질 수 있지만, 대부분 좋지 않습니다. 함부로 거꾸리를 하지 마십시오. 디스크 공간이 넓어지는 것이 아니라 디스크를 보호하는 보호막이 늘어나 버립니다.

디스크 환자인데
마사지를 받아도 되나요?

　며칠 전에 환자 한 분이 오셨습니다. 디스크로 진단받은 20대 여자 환자분이었는데 얼마간 병원에 다니며 치료해도 호전이 없어서 ○○마사지 원장님이 마사지로 디스크를 고쳤다는 소문을 듣고 마사지를 받았다고 합니다.

　마사지를 하며 허리를 꾹꾹 누르는데 뭔가 뜨끔하면서 갑자기 허리 통증이 심해졌다고 합니다.

　처음 마사지숍을 갔을 때는 허리만 아팠었는데 그 이후로는 허리를 비롯해서 다리까지 저리기 시작했다고 합니다. 촬영을 해 보니 그 전에 촬영한 영상보다 디스크가 더 튀어나온 것을 볼 수 있었습니다.

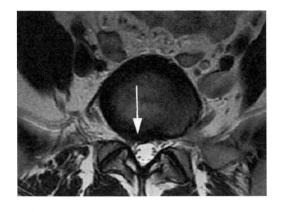

　"마사지를 받아도 되나요?"

이런 질문을 자주 듣습니다.

이럴 땐, 전 이렇게 말씀드립니다.

"근육을 풀어 주는 부드러운 마사지는 괜찮지만, 근육에 강한 자극을 주는 마사지나 목이나 허리를 꺾는 등의 강한 마사지는 피하십시오."

근육은 상처받은 디스크를 위해서 많은 일을 하게 됩니다. 이럴 때 침이나 물리 치료, 찜질 등은 근육을 풀어 주기에 디스크 치료에 도움이 됩니다.

마사지도 그중 하나입니다. 그런데 간혹 멍이 들 정도의 강한 마사지나 척추를 꺾거나 당기는 등의 충격을 주는 마사지는 자칫 디스크를 악화시킬 수 있기 때문에 삼가시는 게 좋습니다.

그러므로 함부로 아무 곳에서나 마사지를 받거나 단지 잘한다는 소문만 듣고 몸을 맡기는 것은 자칫 큰 화를 불러올 수 있습니다. 반드시 주치의와 상담을 하시고 마사지를 받을지 여부와 주의 사항을 들은 후에 결정을 내리시기 바랍니다.

예전엔
안 그랬는데…

제가 진료실에서 가장 많이 듣는 말은 무엇일까요?

물론 "아파요."가 1위입니다.
농담 반, 진담 반으로 영광의 2위는 "예전엔 안 그랬는데…"입니다.

자동차도 연식이 있어서 처음 3년은 고장 없이 잘 탑니다. 그러다 5년, 6년, 10년이 지나면 여기저기 고장 나는 곳이 생기지요?

인정하고 싶지는 않지만, 우리도 늙습니다. 면역력도, 체력도, 근력도 하루하루 떨어져 갑니다. 그래서 예전에는 며칠만 쉬어도 나았던 허리 통증이 쉬어도 낫지 않고, 침 몇 방이면 나았던 목의 통증이 2~3주를 치료해도 낫지 않는 경우가 생기는 것입니다.

그렇다면 어떻게 해야 할까요? 당연히 그에 맞는 치료가 필요합니다. 젊었을 때야 대충 치료해도 잘 나았지만, 회복력이 떨어진 상황에서는 체질, 체형, 병의 상황을 면밀히 살피고 그에 맞는 치료를 꼼꼼히 해야 합니다.
"아~ 옛날이여~!"

저도 느끼는 요즘입니다.

긴장을
푸세요

한 한방 병원에서 1년 넘게 목 디스크를 치료받던 환자분이 제게 오셨습니다. 환자분은 1년이 넘게 한약과 추나와 봉침을 맞았음에도 효과가 없어서 많이 힘들어하고 계셨습니다. 밤이면 통증 때문에 힘들어 하셨습니다.

하지만 MRI상으로는 대수롭지 않은 디스크만 조금 있었을 뿐입니다. 당연히 디스크를 치료하는 한약을 드시더라도 효과를 느끼지 못했던 것입니다.

이분의 통증 원인은 바로 습관에 있었습니다. 목을 풀어 드리기 위해서 바로 누워서 목을 잡으니 편안하게 누웠다고 하심에도 목과 어깨에는 잔뜩 힘이 들어가 있었습니다. 목을 살살 푸는 동작에서조차 긴장을 풀지 못하고 계셨습니다.

끊임없이 살림을 하시고 일을 하시고 착하게(?) 사시면서 항상 긴장의 끈을 놓지 않고 사셨던 것입니다.

요즘 세대들은 잘 없지만, 우리 어머니 세대나 할머니 세대에서는 이런 분들을 흔히 볼 수 있습니다.

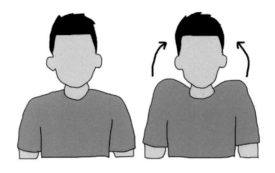

환자분께는 간단한 티칭만 해 드렸습니다.

'으쓱으쓱하기'

어깨를 수시로 으쓱으쓱하면서 어깨에 힘을 주고 있는지 살펴보고 자꾸 힘을 빼고 어깨를 툭 떨어뜨리는 것입니다.

이렇게 해서 어깨의 긴장을 스스로 풀게 하고 일주일 동안 가정에서 수시로 반복하시라고 했습니다.

그리고 일주일 뒤에 환자분은 어깨 통증이 상당히 감소했다고 기뻐하시며 내원하셨습니다. 그 고통스럽던 야간 통증도 사라졌습니다.

여러분도 목과 어깨가 아프시다면 수시로 어깨를 으쓱으쓱해 주시면서 어깨를 풀어 주십시오. 특히 컴퓨터를 많이 하시거나 고개를 숙여서 일하시는 분들은 더욱 자주 해 주십시오.

제4부

내 몸은 내가 연구하자
- 영상 진단으로 내 상태 알아보기

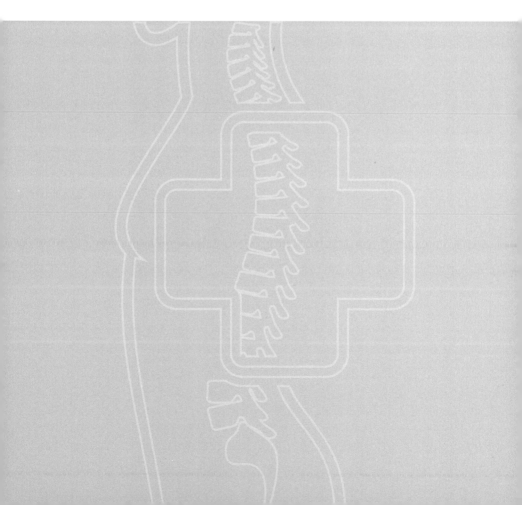

9장

추간판 탈출 및
파열 진단하기

엑스레이로
디스크 진단하기(벌어진 각도)

20대의 젊은 남성이 찾아왔습니다. 얼마 전부터 시작된 허리와 다리 통증으로 왔는데, 가까운 정형외과에서는 엑스레이상으로 보기에는 디스크 초기라 하여 물리 치료와 약물 치료를 잠시 병행했다고 합니다. 그런데 좀처럼 통증이 줄지 않아 정확한 진단을 위해 방문했다고 합니다.

우선 이 남성분의 엑스레이를 보겠습니다. 다음 그림과 같이 화살표로 표시된 두 군데 지점에서 디스크 간격이 좁아진 것을 알 수 있습니다. 얼핏 보면 디스크 간격이 아주 좁지 않아서 초기라고 볼 수도 있습니다. 그러나 문제는 각도에 있습니다. 즉, 첫 번째 영상의 디스크 사이 공간은 뒤쪽으로 벌어져 있는 부채꼴 모양인 데 반해서 정상적인 디스크의 공간은 두 번째 그림에서처럼 앞쪽으로 벌어져 있는 부채꼴 모양입니다.

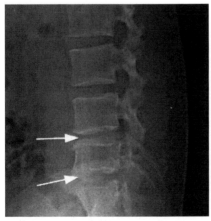 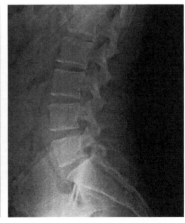

[비정상(화살표): 디스크 간격이 뒤가 더 벌어졌다]　　[정상: 디스크 간격이 앞이 더 벌어졌다]

이것은 정상적인 상태라고 볼 수 없습니다. 따라서 MRI를 찍어서 보다 정확한 상태를 확인했습니다. 다음 그림과 같이 디스크가 상당히 많이 튀어나와 있는 것을 볼 수 있습니다.

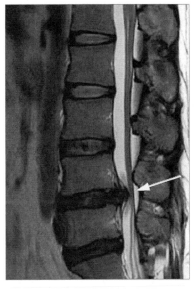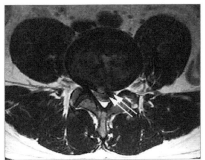

이 정도로 튀어나와 있으면 자칫 잘못하면 마미증후군이라 하여 대소변 마비나 하지 운동 또는 감각 마비까지 될 수 있는 상황입니다. 그래서 이 남성분은 적극적인 치료를 받기로 했고, 현재 많이 호전되고 있습니다.

임상에서 엑스레이만으로 허리 병을 쉽게 진단하고 넘어가는 경우가 많습니다. 다양한 임상 경험을 하다 보면 엑스레이만으로도 어느 정도 허리 상태를 예측할 수 있습니다. 그런데 간혹 멀쩡해 보이는 엑스레이임에도 MRI를 찍어 보면 심각한 디스크를 발견하는 경우도 있습니다. 또한, 초기 디스크는 엑스레이상 정상인 경우가 많아 자칫 관리를 소홀히 하여 병을 키우는 경우가 많이 발생합니다.

허리 통증이나 다리 저림이 1년에 2~3회 반복된다면 반드시 허리에 대한 정밀 검진을 하시길 바랍니다.

엑스레이로
디스크 추정하기

이번에는 엑스레이로 심한 디스크인지, 가벼운 디스크인지 판단하는 방법에 대해서 말씀드리겠습니다. 물론 아주 가벼운 디스크나 급성 디스크의 경우에는 엑스레이상으로는 정상인 경우도 많이 있으니 엑스레이로 디스크를 진단하는 방법은 확진 방법이 아닌 참고 또는 자세한 검사를 위한 사전 정보 정도로만 이해해 주시기 바랍니다.

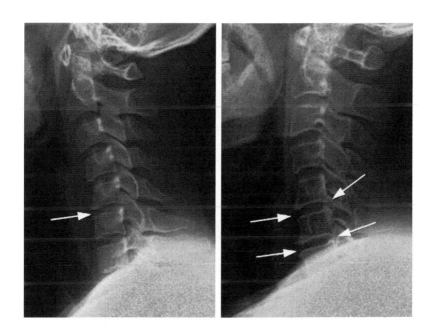

왼쪽의 엑스레이 영상은 31세 여자 환자분으로 목의 통증이 오래되었다고 내원하였습니다. 직업 특성상 계속 앉아서 생활해야 하므로

5~6년간 지속적인 통증의 증감이 있어서 이번 기회에 정밀 검사를 받고자 오셨습니다. 오른쪽 영상은 57세 남자 환자분으로 목의 통증 및 팔에서 손가락까지 내려가는 저림 증상이 몇 개월 전부터 생겨서 내원하셨습니다.

화살표로 표시된 부분의 경추(목뼈)를 살펴보십시오. 왼쪽은 다른 뼈 사이의 공간에 비해 약간 좁아진 것 외에 큰 변화는 없습니다. 반면에 오른쪽의 상황에서는 경추의 모서리 부분이 뾰족하게 골극이 많이 생겨있습니다.

바로 이것입니다. 엑스레이상으로 골극이 많이 있는 척추뼈일수록 디스크가 퇴행성 변화 내지는 디스크 탈출이 보다 더 진행되어 있다는 증거입니다.

실제로 MRI를 보면서 확인해 보겠습니다.

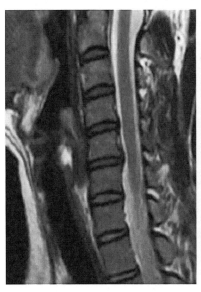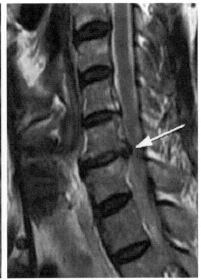

좌측 MRI에서 디스크 소견은 잘 보이지 않습니다. 반면에 우측에는 화살표로 표시된 것과 같이 디스크가 많이 튀어나와 있는 것을 확인할 수 있습니다. 딱딱한 뼈에 골극이 생길 정도라면 당연히 물렁물렁한 디스크에는 더욱더 많은 손상이 있을 것입니다.

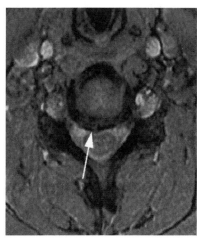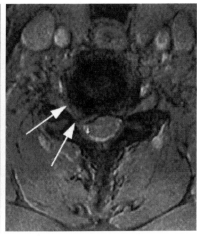

다른 각도에서 본 MRI 영상입니다. 왼쪽 MRI는 살짝 디스크가 나왔지만, 오른쪽 MRI는 양측, 특히 우측으로 심하게 디스크가 튀어나와 있습니다. 왼쪽 여자 환자분의 디스크는 살짝만 나와 있는 데다가 디스크의 퇴행성 변화도 진행되어 있지 않기 때문에 목만 불편했던 것입니다. 반면에 우측의 남자 환자분은 디스크의 퇴행성 변화도 이미 많이 진행되어 있고, 디스크 탈출도 심하기 때문에 우측 팔과 손으로 가는 신경을 튀어나온 디스크가 눌리시 지림과 통증이 팔과 손으로 진해졌던 것입니다.

결론적으로, 엑스레이상 척추의 퇴행성 변화를 통해 디스크의 손상 정도를 유추할 수 있습니다.

엑스레이로 디스크 추정하기
두 번째

이번에도 엑스레이를 통해 허리 디스크를 추정해 보는 시간을 갖겠습니다.

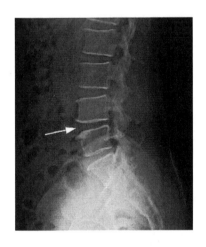

50대 남자분의 영상으로 허리 아래쪽으로 통증이 있고, 앉으면 좌측 엉덩이 쪽으로 통증이 생기고 평소에도 종아리 뒤쪽으로 저린 증상이 있던 분입니다. 특별히 허리를 무리하는 직업은 아니지만, 온종일 앉아서 근무하는 직업을 가진 분입니다.

엑스레이 영상을 보면 화살표가 된 부분 위아래의 요추에 다른 점이 보입니다. 무엇이 다를까요? 다른 요추들에 비해 모서리 부분이 뾰족하게 튀어나와 있습니다. 이를 전문 용어로 '골극(spur)'이라고 하는데, 이는 요추의 퇴행성 변화를 뜻합니다. 쉽게 말해서 다른 요추에 비해서 더 많이 닳고 노화되었다는 뜻입니다.

그 이유는 무엇일까요? 요추에 전해지는 충격을 흡수하는 것이 바로 추간판, 즉 디스크입니다. 퇴행화된 뼈 사이의 디스크가 충분히 제 기능을 발휘하고 있지 못하기 때문입니다. 따라서 디스크가 흡수해야 할 몸의 충격이 뼈에 전해지게 되고, 그 충격이 조금씩 요추를 닳게 만든 것입니다.

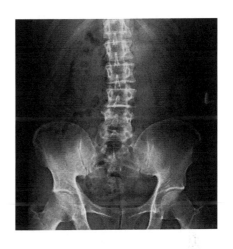

다른 각도에서 본 모습에서도 틀어지고 뾰족해진 골극을 발견할 수 있습니다. 엑스레이로 추정해 보면 뼈의 뾰족해진 모습으로 추정하면 요추 4~5번 사이의 디스크에 문제가 있을 것이고, 지난 시간에 말씀드렸던 디스크의 높이로 추정해 보면 요추 4~5번 및 요추 5번~천추 1번(L5~S1) 사이의 디스크에서도 문제가 있을 것으로 추정됩니다. 자, 이제 정답을 볼까요?

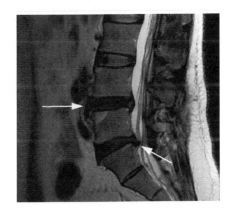

네. 예상했던 대로 MRI상 L4~5와 L5~S1에 이상 소견이 있습니다. 특히 L5~S1은 디스크 탈출이 심한 편입니다.

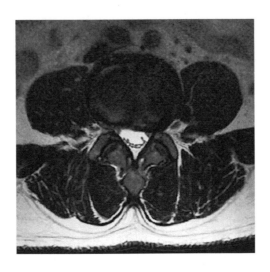

L4~5의 횡단면 영상입니다. 튀어나온 디스크가 신경이 지나가는 통로를 막고 있습니다.

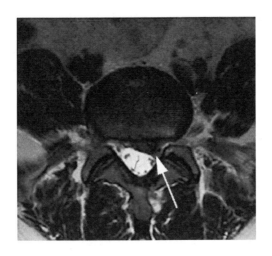

L5~S1 부분입니다. L4~5보다 좌측(영상으로는 우측)으로 심하게 튀어나와 있습니다.

결론적으로 말씀드리면, 다음과 같습니다.

첫째, 엑스레이상 뼈에 골극이 있다면 디스크의 퇴행성 변화 및 디스크 탈출을 의심할 수 있습니다.

둘째, 엑스레이상 두 개의 요추 사이의 공간이 좁아져 있다면 디스크의 퇴행성 변화 및 디스크 탈출을 의심할 수 있습니다.

단, 디스크 탈출이 급성이거나 퇴행성 변화가 없이 디스크 탈출만 있을 경우에는 엑스레이상 정상인 경우가 많습니다. 반드시 증상 및 검진을 통해서 정확한 진단을 받아야 합니다.

목의 통증과 MRI, 엑스레이 비교

　어제 두 명의 환자분이 같은 증상으로 한의원에 오셨습니다. 두 분 다 목이 뻐근하고 어깨가 아픕니다. 목을 돌리는 게 자연스럽지 못합니다. 특별한 계기는 없습니다. 한 분은 평소에 앉아서 생활을 많이 하는 분이고 다른 한 분은 특별한 직업은 없습니다. 그래서 두 분 다 엑스레이 촬영을 해 보았습니다.

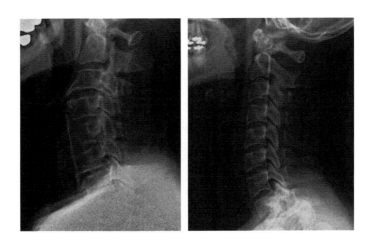

　두 명의 엑스레이 영상을 보면 한눈에 보아도 뼈의 구조가 많이 다르다는 점을 알아볼 수 있습니다. 두 번째 영상의 경우에는 일자 목 외에는 디스크 간격도 대체로 일정하고 건강하며 뼈의 퇴행성이나 다른 기타 병변이 보이지 않습니다. 반면에 첫 번째 영상의 경우에는 목뼈가 상당히 불규칙하게 생겼습니다. 어떤 부분은 뼈들이 연결되어 있고, 어떤 뼈는 뾰족하게 나와 있는 등, 한눈에 보아도 정상적으로 보이지 않습니다.

두 분의 MRI 결과도 상당히 차이가 납니다

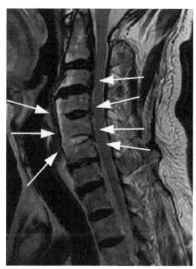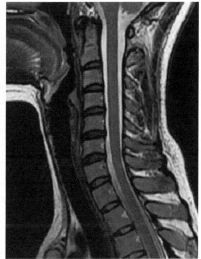

첫 번째 환자분은 DISH(Diffuse Idiopathic Skeletal Hyperostosis)와 OPLL(ossification of posterior longitudinal ligament) 그리고 목 디스크 가 진단되었습니다. DISH는 뼈가 증식하는 병이고 OPLL은 목의 인대 가 딱딱하게 굳는 병입니다. 반면에 두 번째 환자분은 가벼운 목 디스 크가 한 군데 발견되었을 뿐입니다.

두 번째 환자분은 단기간의 치료로서 편안해질 수 있는 반면에 첫 번째 환자분은 정밀한 진단을 받기 위헤 3차 병원에 의뢰하게 됩니다.

같은 증상을 느끼더라도 병의 원인은 천차만별입니다. 원인을 정확하 게 파악하고 치료에 임하는 것이 큰 병을 예방하는 지름길입니다.

MRI와 CT의
차이점

병원에 디스크가 의심되는 환자가 오면 의사는 엑스레이와 환자의 증상 그리고 이학적 검진을 통해서 디스크 가능성을 타진하게 되고 강력히 의심이 될 경우에는 CT나 MRI를 찍게 됩니다. 이 두 가지 검사의 원리는 간단히 말하면 이렇습니다. CT는 방사선을 통해서 디스크 상태를 보는 검사이고, MRI는 강력한 자기장을 통해서 디스크 상태를 보는 검사입니다.

진료하는 입장에서 디스크를 보는 가장 확실하고 자세한 검사는 MRI입니다. MRI는 디스크뿐만 아니라 허리를 감싸고 있는 인대, 신경, 근육 등을 실제 사진을 보듯이 알 수 있는 검사이기 때문입니다. 반면에 CT는 디스크의 어렴풋한 영상 정도만을 보여 줍니다. 물론 CT도 장점이 있습니다. 골절을 판단하거나 출혈성 병변은 더욱 잘 볼 수 있다는 점이 그것입니다. 다음 영상을 보십시오.

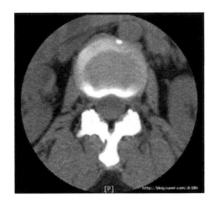

이 영상은 CT입니다. 화면 중앙에 있는 동그란 것이 신경이고 그 위에 강낭콩처럼 생긴 것이 디스크, 아래의 하얀 Y자 형태의 조직은 뼈입니다. 나머지 회색 부분은 근육, 혈관, 장기 등입니다.

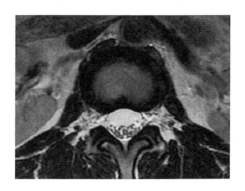

이 영상은 CT와 동일한 부분을 찍은 MRI 영상입니다. 좌우에 콩팥도 보이고, 근육의 구조, 신경의 구조, 디스크 속의 수핵까지 직접 눈으로 본 것처럼 보입니다.

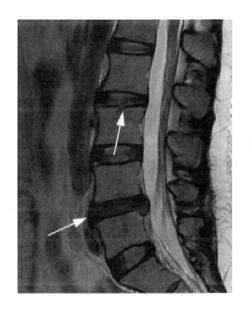

아울러 웬만한 CT에서는 촬영하지 않는 옆모습이 보입니다. 옆에서 디스크의 높이 및 튀어나온 정도를 확인할 수 있습니다.

MRI는 CT보다 자세한 검사이기에 여러 가지 장점이 있습니다. 질환의 심각성 및 예후를 판단하는 중요한 근거를 제공해 주며, CT 영상에서는 볼 수 없는 신경종, 악성 또는 양성 종양 등 다양한 질환을 감별해낼 수 있다는 장점이 있습니다. 또한, CT에서는 볼 수 없는 디스크 자체의 퇴행성 변화를 쉽게 판별할 수 있습니다.

제 디스크가 심각한가요?
- 디스크의 종류와 예후

"제 친구도 디스크인데, 침 한 방에 나았대요."
"친척분이 디스크 수술하고 나서 지금도 고생하고 있어요."
"동료가 디스크인데, 물리 치료도 받고 한약을 먹어도 아직도 아프대요."
"전 예전에 디스크 진단을 받았지만, 꾸준히 운동해서 지금은 멀쩡해요."

디스크로 고생하는 사람들이라면 주위에서 이런 말들을 한 번쯤은 들어봤을 것입니다. "수술을 해야 한다.", "수술을 하지 말아야 한다.", "운동을 해야 한다.", "운동을 하지 말아야 한다.", "한방 치료를 해야 한다.", "한방 치료로 낫겠냐?" 등. 같은 질병임에도 이렇게 서로 의견이 분분한 경우는 참 찾아보기 힘듭니다.

왜 그럴까요?

모두가 자신의 경험에 비추어서 말하기 때문입니다.

디스크는 수술을 해야 하는 경우가 있고, 운동을 해도 치료가 되는 경우가 있으며, 한의학적인 치료로 충분히 고칠 수 있는 경우도 있기 때문입니다. 수술받아서는 안 되는 사람이 수술을 받으면 고생하는 것이고, 운동해서는 안 되는 사람이 운동하다가 더 심각해지는 경우도 있습니다.

디스크는 그렇게 간단하지 않습니다. 디스크는 다음에 설명하듯이 여러 종류가 있습니다. 1단계는 운동을 꾸준히 해서 허릿심을 키워주면 좋아지는 경우가 많지만, 2, 3, 4단계로 갈수록 운동으로 치료되는 경우는 드뭅니다.

수술은 재발이나 후유증 가능성이 있기 때문에 세계적으로 감각 마비나 운동 마비가 50% 이상 진행되거나 대소변 마비가 온 경우가 아니면 수술을 권하지 않습니다.

그만큼 위험한 상황이 아니면 후유증이 우려되는 수술을 할 필요가 없는 것입니다. 그런 수술 케이스가 아닌 이상에는 수개월간 여러 가지 치료를 받아 볼 것을 권유하고 있습니다. 전체 디스크 환자의 5%만이 수술 케이스입니다.

실제 MRI 영상을 보면서 구체적으로 설명해 보겠습니다.

1. 1단계-팽륜(bulging)

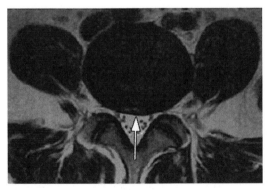

[1단계-팽륜(bulging)]

보통 허리만 아프고 다리 쪽의 증상은 없는 것이 대부분이나 가끔 다리가 저린 느낌이 한 번씩 있다가 사라지는 경우도 있습니다. 수술할 필요는 없고, 물리 치료나 한의학적 치료를 하면서 통증이 줄어들면 꾸준히 운동해서 허릿심을 키워 줘야 하는 단계입니다.

2. 2단계-돌출(protrusion)

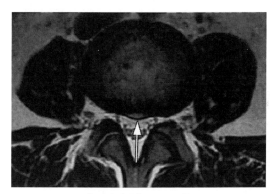

[2단계-돌출(protrusion)]

병이 조금 진행된 단계로, 이 정도 되면 허리가 끊어질 것처럼 아픕니다. 엉덩이나 다리가 저리거나 당기는 경우도 있습니다. 하지만 2~4주 정도만 물리 치료나 한의학적 치료를 받으면 대부분의 통증은 줄어들게 됩니다. 그렇지만 통증이 줄었다고 해서 곧바로 치료를 중지하면 재발합니다. 지속해서 2~3개월 동안 꾸준히 치료를 받고 통증이 사라지면 운동을 해서 허릿심을 길러야 합니다.

특히 영상에서 화살표가 가리킨 곳에 있는 하얀 타원형의 조직은 수핵이 빠져나오지 않게 잡아 주는 조직이 찢어진 흔적입니다. 이것 때문에 많이 아픕니다. 꼼짝도 못 하고 누워있는 채로 일주일간 지내는 경우도 있습니다. 쉽게 말해서 인대가 찢어진 것과 같은 원리이고 그런 통증입니다. 시간이 지나면서 통증은 자연스레 줄어듭니다.

단, 서서히 진행된 환자의 경우에는 통증을 느끼지 못하거나 가벼운 통증만 느끼는 경우도 많이 있습니다.

3. 3단계-파열(extrusion)

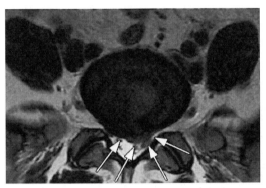

[3단계-파열(extrusion)]

이 정도는 꽤 심한 편입니다. 통증도 심하고 다리 저림도 심합니다. 절뚝거리며 걷거나 발가락에 힘이 빠지는 경우도 있습니다. 대부분의 병원에서 시술이나 수술을 권유합니다. 수술 없이 치료도 가능하지만, 파열된 디스크가 한의학 치료로 아무는 시간은 3~6개월 정도 걸립니다.

통증이 줄어들 때까지 운동은 금물이며, 견인 치료도 금물입니다. 주변 사람의 말을 듣고 치료하기보다는 세 군데 이상의 병원에서 상담하시고 치료를 결정하는 것이 좋습니다. 수술을 받으실 경우에는 후유증이 남을 수 있으며 수술 후에도 상당 기간 통증이나 저림이 지속될 수 있습니다. 수술 없이 치료를 받으면 수개월간 시간이 소요된다는 단점이 있으나, 우리 몸의 자연 치유력에 의해 디스크가 아물 수 있습니다. 단, 운동이나 물리 치료로는 치료가 대부분 불가능하며, 한의학적 치료를 할 경우에는 이에 대한 해박한 지식을 가진 한의사나 전문의 한의사에게 치료를 받아야 합니다.

4. 4단계-박리(sequestration)

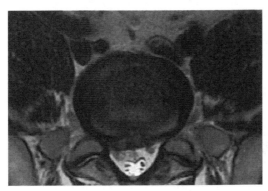

[4단계-박리(sequestration)]

제일 심각한 상황이며 통증은 3단계와 비슷하거나 조금 더 심합니다. 수술적인 부분이 고려되며 비수술적인 치료를 받을 경우에는 전문적인 의사나 한의사에게 치료받길 권합니다. 입원 치료가 필요한 경우도 많습니다.

옆에서 본 그림입니다. 1번-1단계, 2번-2단계, 3번-3단계 상태입니다. 즉, 1, 2, 3단계를 모두 가지고 있는 환자의 경우이며, 수술 없이 6개월 치료 후 3단계 디스크는 절반 이상 흡수되었습니다.

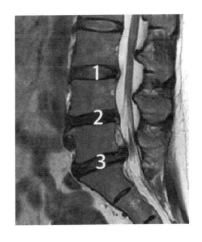

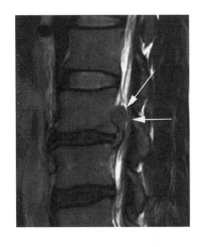

4단계의 디스크는 수핵이 흘러나와 신경 통로까지 퍼져 있는 것을 볼 수 있습니다

이처럼 디스크는 간단히 1, 2, 3, 4단계로 나뉘고 1단계나 2단계 초기의 경우에는 운동으로도 증상 없이 건강하게 살 수 있으나 2, 3, 4단계부터는 전문적인 치료가 필요합니다. 물론 2, 3, 4단계도 치료 후에 통증이 많이 줄어들면, 운동을 통해 허릿심을 길러서 재발을 방지해야 합니다.

평생 동안 써야 할 허리는 되도록 수술적인 방법을 피하는 것이 좋습니다. 아무래도 수술하면 심한 다리 증상은 호전되나 우리 몸에서 쓰여야 하는 디스크를 일부분 녹여 내거나 잘라내기 때문에 쓰다 보면 다시 허리가 약해져 수년 내에 디스크가 많이 재발합니다. 수술 케이스가 아니면, 시간이 걸리더라도 비수술적인 치료 방법을 택하시는 게 평생의 허리 건강에 좋습니다.

자신이 만약 디스크라면 자세한 검사를 해서 내 디스크가 어느 단계에 속하는지, 어떤 방법이 제일 효율적인지 반드시 확인하시고 치료를 받으시기 바랍니다. 남의 말만 듣고 투자한 주식이 망하듯이, 남의 말만 듣고 내 허리를 치료하다간 평생 후회로 남을 수 있습니다.

제 디스크가 심각한가요?
- 김밥형과 호떡형

　앞서 디스크의 심각한 단계에 대해 1단계부터 4단계까지 살펴보았습니다. 이는 디스크에 관심이 많은 사람이라면 흔히 책에서 접했을 내용입니다. 그러나 이번에 다룰 내용은 책에서는 보기 힘든 정보입니다. 즉, 같은 단계에 해당해도 디스크의 생긴 유형에 따라서 예후와 재발률이 다른 경우에 관해서 설명해 보겠습니다.

　다음 그림은 정상적인 디스크의 모습입니다. 화살표로 표시된 하얀 부분은 신경이 지나가는 통로입니다. 이 통로가 넓어야 아프지 않습니다. 이 통로가 좁아지면 우리가 흔히 말하는 디스크나 협착증이 생기는 것입니다.

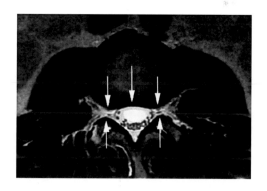

　디스크의 유형은 그 심각 정도에 따라서 팽륜(bulging), 돌출(protrusion), 파열(extrusion), 박리(sequestration) 등으로 나뉘지만, 오늘 언급하고 싶은 유형은 개인적으로 '옆구리 터진 김밥형'과 '판으로 누른 호떡

형'입니다.

1. 옆구리 터진 김밥형

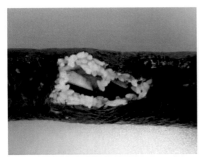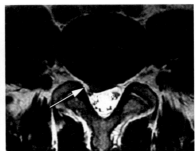

'옆구리 터진 김밥'이란 말 그대로 디스크 일부가 터지거나 늘어나서 디스크의 일부분만 튀어나온 경우를 말합니다. 정상적인 그림과 비교하면 쉽게 이해할 수 있습니다. 신경이 지나가는 통로는 어느 정도 확보되어 있지만, 중앙 부위로 톡 튀어나온 디스크를 볼 수 있습니다.

2. 판으로 누른 호떡형

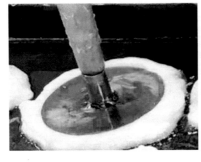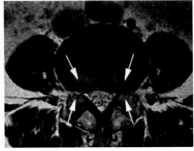

옆구리 터진 김밥형이 톡 튀어나온 디스크라면, 판으로 누른 호떡형

은 호떡을 누르고 있는 사진과 같이 넓게 튀어나온 디스크를 뜻합니다. 디스크 영상에서처럼 김밥형과는 달리 광범위하게 디스크가 튀어나와서 신경이 지나는 통로를 넓게 누르고 있습니다.

3. 그럼 김밥과 호떡은 무슨 차이가 있나?

결론적으로 말하면, 치료 기간과 재발률에 차이가 있습니다. 김밥형이 치료도 잘 되고 재발률이 적은 반면, 호떡형은 김밥형에 비해 치료가 오래 걸리고 재발률도 높습니다. 물론 수술을 하게 되어도 호떡형은 김밥형에 비해서 후유증도 더 남고 재발률도 높습니다.

그 이유는 호떡형이 신경을 누르고 있는 범위 자체가 크고, 호떡형의 원인 자체가 오랜 세월 동안 디스크에 무리가 가서 상당히 만성화된 형태이기 때문입니다. 디스크를 감싸고 있는 인대도 많이 늘어나서 헐거워져 있습니다. 이런 분들은 고령자이거나 일을 많이 하는 스타일이거나 몸을 많이 쓰는 직업을 가지고 있습니다.

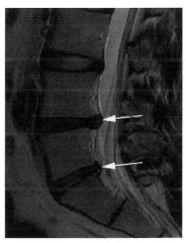

[김밥형]

이 영상과 같이 김밥형은 주로 문제가 디스크 하나에 국한되어 있고, 다른 척추의 디스크들은 비교적 건강한 편입니다. 주로 젊은 사람이나 앉아서 생활하는 직업을 가진 사람에게 많이 나타납니다.

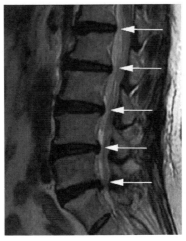

[호떡형]

호떡형은 오랜 세월에 걸쳐 생긴 경우가 많아서 크건, 작건 여러 척추에 걸쳐 문제가 있는 경우가 많습니다. 그림과 같이 대부분의 디스크가 조금씩 튀어나오거나 퇴행성 변화를 겪고 있습니다.

같은 디스크라도
튀어나온 위치에 따라서
통증 및 예후가 다릅니다

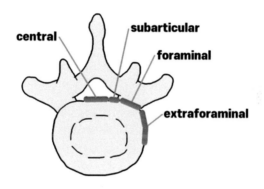

암에 걸리면 가장 궁금한 게 '나을 수 있느냐?'입니다.

두 번째로 암에 대해서 조금 아는 사람이면 "암이 몇 기냐?"라고 묻습니다. 1기이면 초기, 3기이면 많이 진행된 것입니다.

디스크도 비슷합니다. 디스크는 팽륜(bulging) → 돌출(protrusion) → 파열(extrusion) → 박리(sequestration) 순으로 점점 심해집니다.

그런데, 이 밖에도 디스크의 예후를 판정하는 데 있어서 중요한 요소가 한 가지 더 있습니다.

디스크가 튀어나온 위치입니다.

위 그림을 보면 'central', 'subarticular', 'foraminal', 'extraforaminal'이라고 설명되어 있습니다.

특히 'central', 'subarticular', 'foraminal'. 이 세 가지 타입이 가장 많습니다.

'central'로 디스크가 튀어나오면 보는 바와 같이 여유 공간이 많기 때문에 비교적 다른 부분으로 튀어나온 경우보다 증상이 가벼운 편입니다. 물론 'annular tear'라고 염좌성과 함께 발생하면 이 또한 초기 통증은 매우 심하지만, 회복이 비교적 빠른 편입니다.

그리고 보통 'central' 타입은 다리가 저린 경우는 드뭅니다. 그래서 허리 위주로 아프다가 치료받으면 좋아지길 반복하다가 아주 심해졌을 때야 다리 증상이 나타나므로 제일 주의를 기울여야 합니다.

'foraminal'은 신경이 지나가는 좁은 통로입니다. 따라서 다른 부분의 디스크보다 디스크가 조금 나오더라도 다리 쪽의 증상은 더 심하게 나타나는 편입니다. 치료 기간도 길고 고통도 더 큰 편입니다.

'subarticular'는 척추 신경이 다리로 내려가는 입구 부분입니다. 따라서 이 부분은 다리 증상이 있는 경우도 있고, 없는 경우도 있습니다.

'central'과 'foraminal'의 중간 타입인 만큼 두 가지의 중간 성향을 띕니다. 그래서 예후를 예측하기가 제일 복잡합니다. 쉽게 통증이 가라앉는 분이 있는 반면에, 어떤 분은 통증이 오래가는 경향이 있습니다.

디스크의 예후를 나타내는 요소에는 근육의 크기, 디스크의 탈출 정도, 그리고 오늘 말씀드린 디스크의 위치 등이 있습니다. 이에 따라 예후가 다릅니다. 물론 그 밖에도 여러 가지 변수가 있습니다.

MRI로 디스크의 예후를 알아보자
- 근육부족형

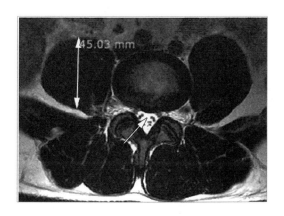

    27세의 남자 환자분이 심한 허리 통증으로 내원하셨습니다. 허리를 곧게 펼 수 없고, 통증으로 인해 일상생활이 불가능한 상태였습니다. 젊은 나이에 허리 병이 생겼다는 상실감에 환자분의 마음은 절망으로 가득 차 있었고, 특히 허리를 쓰는 일을 하기에 앞으로 정상적인 직장 생활이 가능할지에 대해서 제일 궁금해하고 불안해하고 있었습니다.

    결론부터 말씀드리면, 통증은 금방 줄어들 것이고 정상적인 직장 생활도 모두 가능힐 것입니다. 이분은 영상의 작은 화살표처럼 디스크가 살짝 튀어나와 있긴 하지만 그 정도가 작고, 무엇보다도 디스크 가운에 하얗게 동그랗게 자리 잡은 수핵이 건강해서 금방 회복할 것입니다. 그리고 큰 화살표처럼 근육이 매우 발달되어 있어서 충격을 받은 디스크를 대신해서 근육이 일을 충분히 해낼 것입니다. 1~2주 정도 안정하면서 치료받으면 금방 통증이 회복될 것입니다. 단, 치료 기간 동안에는 힘든 일을 하면 안 됩니다.

이런 얘기를 듣고, 환자분의 얼굴은 금세 환해졌고 한결 가벼운 마음으로 치료를 받고 가셨습니다. 그리고 예상한 대로 휴식을 취하면서 안정하니 열흘 즈음이 지나자 통증 없이 정상적인 생활로 복귀가 가능했습니다.

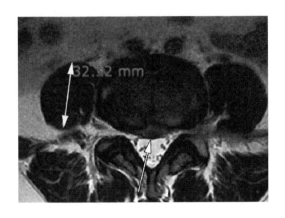

40대 여자 환자분이 무거운 물건을 들다가 허리 통증이 생겨서 오셨습니다. 과거에도 허리가 아파서 치료받았던 경험이 있던 분으로 당시 치료 후에 통증이 없어져서 평소에 특별한 허리 관리 없이 생활하다 이번 일이 생겼습니다. 자, 우선 디스크를 보십시오. 초기는 조금 지난 디스크가 중앙으로 튀어나와 있습니다. 그리고 디스크 속의 수핵이 이미 많이 빠져나가서 첫 번째 환자와 같은 건강한 수핵의 모습이 사라졌습니다. 아무래도 첫 번째 환자보다는 통증이 더 있을 수밖에 없습니다.

이번에는 근육을 보겠습니다. 근육을 보면 옆의 디스크에 비해서 매우 작음을 알 수 있습니다. 사람마다 다르지만, 근육의 크기는 남자의 경우에는 디스크의 크기와 비슷하고, 여자의 경우에는 디스크 크기의 2/3 정도는 되어야 예후가 좋습니다. 이분은 첫 번째 환자분에 비해서 나이도 많고, 근육량은 적고 디스크는 더 나와 있으니 허리가 더 아플 수밖에 없고 치료 기간도 길 수밖에 없습니다.

물론 이분 역시 통증 없이 정상적인 생활이 가능해지실 것입니다. 그러나 통증이 없어지거나 많이 줄어들면 꾸준한 운동을 통해서 근육을 단련해 주어야 재발하지 않을 것입니다. 여담이지만, 이분은 치료 일주일 정도 후에 예상과 달리 통증이 많이 줄어들었습니다. 현재도 열심히 치료받고 계십니다.

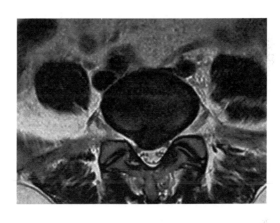

이번에는 31세 여자 환자분입니다. 아이를 안다가 허리에 통증이 생긴 환자분입니다. 보기에도 디스크가 심하게 튀어나와 있습니다. 반면에 근육은 많이 부족합니다. 게다가 아이를 키우고 있으니 허리 숙일 일도 본의 아니게 많이 있었을 것입니다. 튀어나온 디스크야 꾸준히 치료하면 좋아지겠지만, 디스크를 대신할 근육이 턱없이 부족하고, 육아를 하시니 예후가 길어질 수밖에 없습니다. 이런 상황에서는 아이를 잠시 다른 곳에 맡기고 1~2주간 안정을 취해야 합니다. 이런 분들도 초기에 안정만 취하시면 통증이 많이 줄어드는데, 집안일이나 육아를 줄이지 못해서 통증으로 고생하다가 수술로 이어지는 경우가 많습니다. 1~2주간 눈 딱 감고 안정을 취하셔야 합니다.

급성 디스크/
만성 디스크 구별법

　정상 디스크는 강낭콩과 같이 가운데가 오목하게 들어가 있습니다.
　반면에, 갑작스럽게 생긴 급성 디스크는 툭 튀어나오게 생겼고, 만성
적인 디스크는 풍선이 부푼 것처럼 부풀어 있습니다. 즉, 급성 디스크
는 김밥형, 만성 디스크는 호떡형과 유사한 경향이 있습니다.

　만성 디스크가 있더라도 평소에 통증을 못 느끼는 경우가 많습니다.
허나 디스크가 풍선처럼 부풀어 있다면 아무리 갑작스럽게 아파졌다
하더라도 그 뿌리는 이미 오래되었다는 뜻입니다.

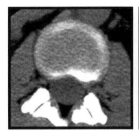 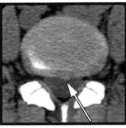 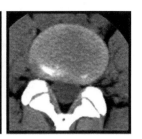

[정상 디스크]　　　　　　[급성 디스크]　　　　　　[만성 디스크]

　단, 디스크 손상의 유형은 다양하기 때문에 실제로는 급성과 만성이
섞여 있는 경우가 허다합니다. 개인적으로 판단하시기보다는 전문의의
판단을 받으시길 권장합니다.

직업과 디스크에 따른
디스크의 유형 및 디스크의 개수와 예후

이번 시간에는 직업과 디스크의 관계에 대해서 말씀드리겠습니다.
자, 다음 영상을 보면서 시작하겠습니다.

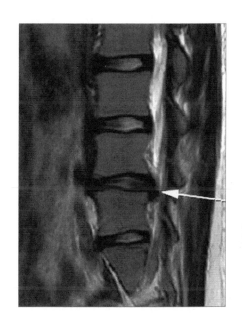

이 환자분은 만 15세의 여학생입니다. 디스크기 상당히 많이 나왔습니다. 15살임에도 키가 무려 175㎝ 정도 되는 매우 키가 큰 학생입니다. 성장기에 급격히 키가 크면서 척추의 자라는 속도를 감당하지 못하고 디스크가 터지는 경우를 가끔 보게 됩니다. 급성장하는 학생들은 반드시 적당한 운동을 통해서 디스크와 근육 그리고 인대를 튼튼하게 하여 디스크가 생기지 않도록 해야 합니다.

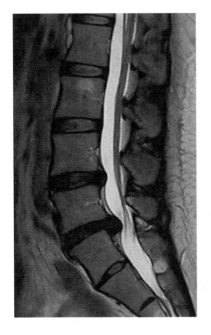

자, 이 환자분은 디스크가 두 군데 나왔습니다. 대부분의 디스크는 위에서 보는 것처럼 4~5번 요추 사이 또는 5번 요추~1번 천추 사이에서 많이 생깁니다. 그 이유는 척추 중에서 4번과 5번 요추가 몸무게를 가장 많이 받쳐야 하기 때문입니다. 그리고 서 있는 경우보다 앉아 있는 경우에 허리 부담이 더욱 커지기에 컴퓨터나 사무실에서 앉아서 일을 많이 하는 분들이 이처럼 두 군데에 디스크가 오는 경우가 많습니다. 이럴 때는 반드시 의자에서 자주 일어나서 허리를 풀어 주어야 합니다.

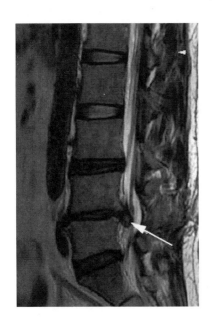

디스크가 세 군데나 나온 분도 있습니다. 허리를 많이 숙이거나 무거운 물건을 자주 들어야 하는 경우 L4~5, L5~S1의 퇴행이 빨리 오면서 L3~4까지 영향을 주는 경우가 많습니다. 그래서 디스크가 탈출한 모양이나 발생한 위치만 보면 어떤 일을 하는지, 과거에 어떤 일을 했는지 알 수 있습니다.

이 환자분은 디스크 탈출이 몇 개인지 한눈에 알 수 없을 정도로 많습니다. 디스크가 가장 심한 유형의 직업군이 바로 농업입니다. 온종일 허리를 굽히고 무거운 것을 들고, 아침부터 밤까지 쉴 새 없이 생활해야 하는 직업을 가지신 분들이 이런 유형을 나타냅니다. 참고로 이 환자분은 실제 나이는 50대 중반이지만, 허리 상태는 70대 이상 되신 분들과 같습니다.

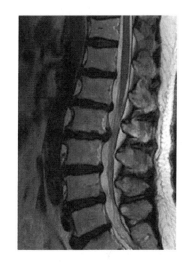

자, 그렇다면 디스크의 개수가 예후에 어떤 영향을 끼칠까요?

디스크는 우리 몸을 지탱하고 충격을 흡수하는 기둥입니다. 따라서 그 디스크에 문제가 생기면 당연히 통증이 오는 것입니다. 디스크 한 개가 문제가 있을 때보다 두 개, 세 개가 치료에 있어서는 더 오래 걸리고 어렵습니다. 쉽게 말해서 자동차의 타이어가 한 개만 펑크났을 때와 두세 개가 펑크났을 때의 상태와 비슷한 것입니다.

평균적으로 디스크가 하나가 더 문제가 있을 때마다 치료 기간은 한 달 정도 더 걸리는 경향이 있습니다. 그렇지만 치료의 예후는 디스크의 개수만으로 판단하기에는 워낙 변수가 많기에 꼭 일치하지는 않습니다.

디스크 탈출이 세 군데 있어도 가볍게 세 군데인 사람은 심한 디스크가 한 군데 있는 분들보다 당연히 쉽게 치료됩니다. 그리고 디스크 질환이 여러 개 있어도 관리를 잘하면 관리를 잘하지 않으면서 디스크 질환이 한 군데만 있는 사람들보다는 훨씬 치료가 잘 됩니다.

그러니 디스크가 한 군데 문제 있는 분들도 방심하지 마시고, 디스크가 여러 개 문제가 있더라도 절대 상심하지 마시고 치료받으신다면 분명히 건강을 다시 찾을 수 있을 것입니다.

저는 왜 허리 디스크인데
허리가 안 아프죠?

> **[질문]**
> "선생님. 저는 허리 디스크라고 진단을 받았어요. 그런데 전 허리가 전혀 안 아
> 픈데, 그래도 허리 디스크인가요?"

> **[답변]**
> "신기하게도 허리 디스크라고 해서 무조건 다 허리가 아픈 것은 아닙니다.
> 이와 마찬가지로 허리 디스크라고 해서 무조건 다리가 저린 것도 아닙니다.
> 디스크가 튀어나온 위치나 정도, 허리 주변 인대와 근육의 상태 등에 따라서
> 통증 양상은 매우 다릅니다."

보통은 허리 통증과 엉덩이 및 다리 쪽에 통증이 있지만, 가벼운 경우에는 허리 통증만 있는 경우도 많습니다. 물론 심한 경우에도 디스크가 중앙으로 나오면 다리는 안 아픈 경우도 있습니다.

디스크로 인한 통증 양상은 여러 종류가 있으나 대체로 다음과 같습니다.

① 허리만 아프다.
② 엉덩이만 아프다
③ 종아리(발, 발목)만 아프다.
④ 허리에서부터 다리(발, 발목)까지 다 아프다.

⑤ 허리와 엉덩이만 아프다.

⑥ 엉덩이와 다리(발, 발목)만 아프다.

⑦ 허리와 다리(발, 발목)만 아프다.

이렇게 다양합니다. 그런데 더 재밌는 사실은 디스크가 아니어도 이와 비슷한 증상을 나타내는 질환이 여러 가지가 있다는 점입니다. 따라서 증상만 가지고 모두 디스크라고 할 수는 없으며, 디스크라고 해서 꼭 어디만 아프다는 법도 없습니다.

목만 아픈 디스크,
팔도 저린 디스크

목 디스크에 걸리면 어떤 증상이 있을까요? 어떤 사람은 목이 아프다고 하고, 어떤 사람은 팔이 저리다고 하고, 어떤 사람은 손이 저리다고 하고, 어떤 사람은 등이 아프다고 하고, 어떤 사람은 목을 구부리거나 펴지 못한다고 합니다. 정말 병의 이름은 하나인데, 증상은 참으로 다양합니다.

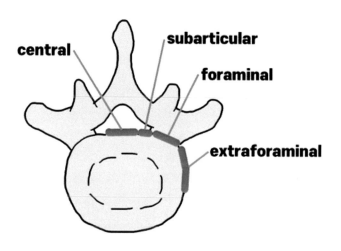

디스크가 튀어나오는 부위는 이와 같이 다양합니다. 튀어나온 부위와 정도에 따라서 목이나 허리만 아픈 디스크가 있고, 팔이나 다리가 저린 디스크가 있습니다.

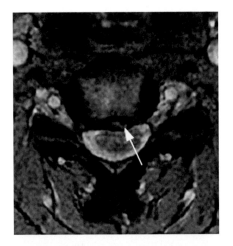

화살표로 표시된 부분이 목 디스크가 튀어나온 부분입니다. 중앙으로 튀어나왔기 때문에 이 환자분은 목의 통증만을 호소하고 있습니다. 물론 심하게 튀어나온 경우에는 팔이 저리거나 심하면 마미증후군도 생길 수 있습니다.

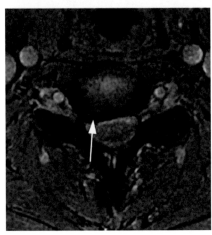

이번에는 다른 MRI 영상입니다. 튀어나온 디스크가 오른쪽으로 치우쳐져 있습니다. 앞서 말씀드린 신경의 가지를 살짝 누르고 있기 때문에 이 환자분은 신경의 가지가 지배하는 부분인 팔이나 손에 저림 증상을 호소할 수 있습니다. 단, 심하게 누르고 있는 것은 아니기 때문에 컨디션이 좋을 때는 증상이 없다가, 피곤하거나 신경을 쓰거나 하는 등 컨디션이 나빠지면 저림 증상을 간헐적으로 느끼게 됩니다. 이 정도의 디스크는 돌출(protrusion)이라고 하며 수술을 하지 않아도 치료만 잘 받으면 나을 수 있습니다.

반면에 다음 환자분은 튀어나온 디스크가 가지를 심하게 압박하고 있습니다. 저림 증상은 컨디션에 상관없이 지속해서 나타나며 증상 또한 심하여 저림 외에도 감각 저하 및 근력 저하도 올 수 있습니다. 다행

히 치료가 되어 통증은 사라
지고 처음 발생했던 근력 저
하도 개선되었습니다.

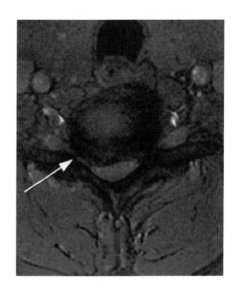

  목 디스크는 목이 아픈 사
람도 있고, 팔만 저린 사람도
있으며, 또는 목과 팔이 모두
아픈 사람도 있습니다. 섬세
한 디스크와 신경이 어떻게
관련되어 있는가에 따라 그
증상이 다양하게 나타납니다.

허리만 아픈 디스크,
다리도 저린 디스크

이번에는 허리 디스크 중에서 허리만 아픈 경우와 다리까지 저린 경우의 MRI 영상을 비교해 보겠습니다.

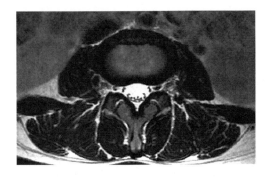

이 영상은 정상적인 디스크의 영상입니다. 디스크도 건강하고 수핵도 건강하며 어디 하나 흠잡을 곳이 없습니다.

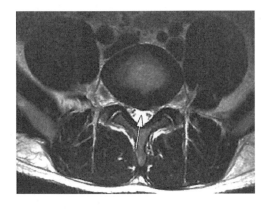

허리만 아픈 디스크의 영상입니다. 이 영상은 처음 영상과 비교해서

가운데 부분이 툭 튀어나와 있습니다. 저렇게 가운데 부분이 튀어나온 디스크의 경우, 다리의 증상은 없이 허리만 아픈 경우가 많습니다. 그래서 단순히 근육통이나 삐끗한 정도로만 알고 지내다가 병세가 심해지고 나서야 알게 되는 경우가 많습니다. 물론 가운데로 나와도 염증반응이 심하거나 튀어나온 정도가 심한 경우에는 다리 저림이나 통증뿐만 아니라 마미증후군까지 발생할 수 있습니다.

근육이 잘 발달된 사람은 그렇지 않은 사람보다 디스크가 심하게 튀어나와 있어도 저렇게 가운데로만 나와 있으면 허리만 살짝 아픈 경우가 많기 때문에 자칫 치료 시기를 놓치는 경우가 있습니다. 단, 통증이 다른 디스크에 비해서 잘 가라앉기 때문에 고통의 시간은 짧은 편입니다. 반면에 통증의 호전이 잘되는 만큼 방심하게 되는 디스크입니다.

따라서 증상이 좋아지더라도 2~4주 정도는 절대 무리하지 말라고 지도합니다. 왜냐하면 이런 종류의 디스크는 처음에는 다른 종류의 디스크보다 증상이 가볍지만, 방심해서 무리하다 보면 심해져서 척수를 압박하게 되고 그 결과로 하지 마비나 대소변 장애와 같은 마미증후군을 앓게 되어 응급 수술을 하게 되는 경우가 생기기 때문입니다.

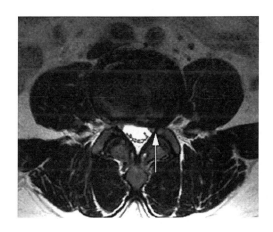

이 영상과 같이 한쪽으로 디스크가 튀어나온 경우에는 대부분 다리 저림이나 당김 또는 통증이 생깁니다. 신경이 지나가는 좁은 통로를 누르기 때문입니다. 중앙으로 나온 경우에는 여유 공간이 있지만, 한쪽으로 나온 경우에는 통로가 좁기 때문에 디스크가 조금만 많이 나와도 통증이 매우 심해집니다. 같은 정도로 나온 디스크도 가운데로 나오면 다리 저림이 덜하지만, 측면으로 나오면 통증이 몇 배나 심할 수 있습니다.

중앙으로 나온 디스크에 비해서 증상도 일찍 나타나고 다리로 통증이 진행되면서 환자들 스스로가 디스크를 자각하여 오는 경우가 많습니다. 따라서 중앙으로 나온 디스크에 비해 비교적 초기에 발견하는 경우가 많습니다. 그러나 초기 디스크라도 예후가 더 좋지는 않습니다. 디스크 자체가 좁은 구멍을 막고 있기에 그렇습니다.

이처럼 디스크가 나온 부위에 따라서 증상이 다릅니다. 허리만 아프다고 해서 삐끗했겠거니 하고 쉽게 넘어가지 마시고, 삐끗하는 경우가 해마다 반복된다면 반드시 검사를 받아 보시기 바랍니다.

어떤 디스크가
흡수가 될까요?

'내 디스크가 과연 예전의 모습처럼 좋아질 수 있을까?'

디스크를 전문으로 하는 병원이나 의원을 보면 모두 드라마틱한 치험 사례들을 보여 주며 치료를 자신합니다. 수술을 받고 완쾌해서 행복한 생활을 하는 직장인, 수술을 받지 않고도 디스크가 흡수돼서 운동을 하는 주부와 같은 예는 디스크를 전문으로 하는 곳이라면 모두 마케팅 전면에 내세우는 사례입니다.

과연 나도 그곳에서 치료를 받으면 디스크가 흡수될 수 있을까요? 안타깝게도 모든 디스크 환자가 그런 행운을 누리지는 못합니다. 같은 치료를 받더라도 나는 흡수될 수 있지만 다른 환자는 흡수되지 않을 수 있고, 또 그 반대의 경우도 있습니다.

그렇다면 어떤 디스크가 잘 흡수가 될까요?

"'파열(Extrusion)'이 '돌출(Protrusion)'보다 흡수가 잘된다."

자, 다음 영상을 보시겠습니다.

1. 50대 중반 여성

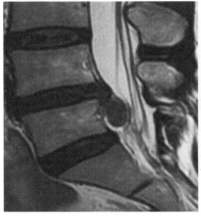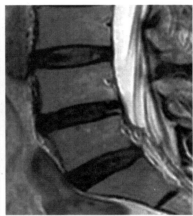

[한의학 치료 전(좌)/치료 후(우)]

영상을 보면 디스크를 조금이라도 공부한 분들이라면 디스크가 굉장히 심하다는 것을 알 수 있습니다. '파열(extrusion)'입니다. 치료 후에 디스크가 깨끗하게 아문 것이 보입니다.

"이렇게 어마어마한 디스크가 치료되는데, 나 같은 '돌출(protrusion)' 디스크는 더 쉽게 흡수되겠구나." 하는 생각이 들 것입니다. 그런데, 진실은 다릅니다. 다음 영상을 보겠습니다.

2. 40대 초반 남성

이분의 경우 L5~S1 부분에서 심하게 터져 흘러내린 디스크가 흡수된 것을 볼 수 있습니다. 그런데 의외인 것은 L4~5의 비교적 가벼운 디스크는 6개월이 지난 시점에도 비슷하다는 점입니다.

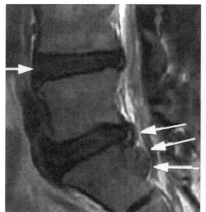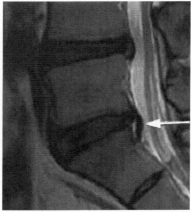

[한의학 치료 전(좌)/치료 후(우)]

　그렇다면 심한 디스크는 줄어들었다 치고, 중간 정도의 디스크는 평생 안고 살아야 하는 것일까요? 꼭 그렇지는 않습니다. 중간 정도(protrusion)의 디스크도 줄어드는 경우가 있기도 하고, 설령 들어가지 않더라도 그 상태에서 디스크는 강화되면서 건강한 삶을 다시 찾을 수 있습니다.

10장

퇴행성 디스크 진단하기

아침마다 허리를 펼 수 없다면
퇴행성 디스크를 먼저 의심하자

"아침에 일어나서 허리를 숙여서 세수하거나 머리를 감고 나면 허리를 펼 수 없이 아파요. 한의원에 갔더니 근육 문제라고 하는데, 매년 2회 정도 반복됩니다."

환자분의 대퇴직근은 긴장되어 있고, 등은 둥글게 굽어진 상태였습니다. L5~S1 부위의 극간 인대에는 압통이 있었습니다. 환자분은 '하부 교차 증후군'에 '퇴행성 디스크'가 있는 상태였습니다.

디스크가 튀어나온 상태를 '추간판 탈출증'이라고 한다면 퇴행성 디스크는 디스크가 얇아진 상태입니다. 쫀득쫀득했던 밀가루 반죽이 수분이 없어져서 얇고 퍽퍽해진 상태와 유사합니다.

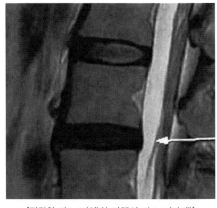

[건강한 디스크(위)와 퇴행성 디스크(아래)]

하부 교차 증후군은 디스크에 지속해서 무리를 가하므로 퇴행성이 더욱 가속화됩니다.

환자분께 하부 교차 증후군에 좋은 스트레칭과 체조를 알려드리고 퇴행성 디스크는 심하지 않으므로 가볍게 봉침 치료를 해 드렸습니다.

그 이후에 조금이라도 이상 신호가 있으면 참지 말고 한의원에 오셔서 봉침과 침으로 예방하게끔 지도해 드렸습니다.

퇴행성 디스크란?
- 퇴행성 디스크의 정의

퇴행성 디스크라는 말을 들어보셨습니까? 디스크 환자분들임에도 퇴행성 디스크를 처음 들어본 분들이 있으실 겁니다. 퇴행성 디스크는 말 그대로 디스크 자체의 노화가 진행되었다는 뜻입니다.

다음은 건강한 디스크의 MRI 횡단면 영상입니다. 콩팥 또는 강낭콩처럼 생긴 것이 디스크입니다. 건강한 디스크는 이처럼 하얀 젤리(수핵)가 선명하게 보입니다.

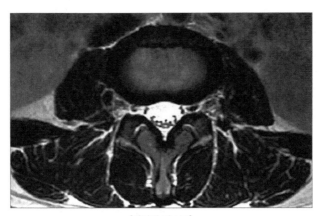

[건강한 디스크]

반면, '퇴행성 디스크'는 젤리(수핵)가 빠져나가 전체적으로 검은색을 띱니다. 이러한 디스크는 기능이 떨어져 충격 흡수나 유연성이 부족하게 되고, 다른 사람보다 허리가 약해지므로 쉽게 통증이 생기거나 뻐근함을 자주 느끼게 됩니다.

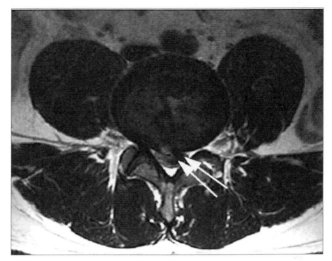

[퇴행성 디스크]

퇴행성 디스크란?
- 퇴행성 상태에 따른 분류

이번에는 퇴행의 정도에 따른 디스크와 뼈의 상태에 대해서 MRI를 통해서 연구해 보도록 하겠습니다.

디스코 한의원에서는 퇴행성 디스크를 건강한 0기에서부터 디스크의 수핵이 모두 닳고, 이로 인해 뼈까지 변형이 생긴 5기까지의 다섯 가지로 분류합니다.

물론, 이 분류는 교과서에 나오는 분류가 아니고, 오랫동안 환자를 진료하면서 제 나름대로 정리한 것이기 때문에 학계의 공식적인 입장이 아님을 미리 밝혀드립니다.

먼저 정상적인 디스크의 모습을 보겠습니다.

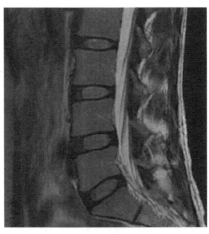

[건강한 디스크]

MRI상 수핵이 모두 건강하게 하얀 것을 알 수 있습니다. 이를 기억하시고, 진도를 나가 보겠습니다.

1. 퇴행성 1기

퇴행성 1기는 디스크 안의 수핵이 조금 빠져나간 상태를 말합니다. 보통 '허리를 삐끗했다.'라는 느낌을 받는 시기입니다. 아픈 것은 아니지만, 허리가 무겁거나 뻐근한 정도의 느낌만 있고, 쉬면 저절로 낫는 경우가 대부분입니다. 가끔 심하게 삐끗해서 MRI를 찍었다가 퇴행성 디스크를 발견하기도 합니다. 다음 환자분의 경우에도 허리를 심하게 삐끗해서 119를 타고 오셔서 MRI를 찍었지만, 다행히 디스크

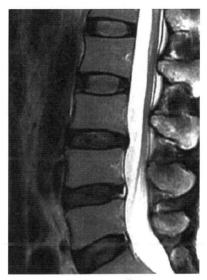

[퇴행성 1기]

탈출은 없었고, 허리를 잡아 주는 섬유륜이 찢어진 상태와 퇴행성 1기의 디스크가 발견되었습니다.

건강 검진을 통해서 이때 허리 디스크를 발견하면 초기에 자세와 습관 교정 및 운동으로도 충분히 디스크 탈출 및 퇴행성 디스크의 진행을 예방할 수 있습니다.

2. 퇴행성 2기

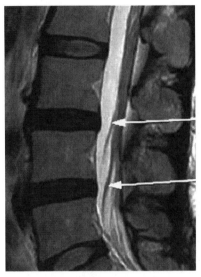

[퇴행성 2기]

퇴행성 2기는 수핵이 더욱 많이 빠져나간 상태입니다. 아직까지 뼈에는 이상이 없고, 디스크의 크기도 크게 변화가 없기에 디스크에 관한 정밀한 눈을 가지지 않는 이상 대부분 엑스레이상에도 특별히 이상이 발견되지 않습니다. 따라서 병원에서도 엑스레이상에서는 "디스크에 이상이 없다."라고 진단받고 치료받다가 MRI상 디스크가 발견되는 경우가 많습니다.

조금 무리를 했다 싶으면 쉽게 허리가 아프고 좀 오래 앉았다 싶으면 허리가 뻐근한 경우가 자주 발생합니다. 삐끗하는 경우도 있지만 삐끗하지는 않으면서 허리 통증은 자주 발생하는 경우가 더 많습니다.

3. 퇴행성 3기

퇴행성 3기의 증상은 퇴행성 2기와 거의 비슷합니다. 단, 엑스레이상으로 디스크 간격이 뚜렷하게 좁아진 것을 발견할 수 있습니다. 수핵이 더욱 많이 빠져나가고 디스크의 구조도 찌그러져서 디스크가 납작해집니다. 바로 다음의 MRI를 보면 L4~5(한 분절 위)는 2기이나 L5~S1(아래 분절)은 디스크 간격이 좁아져서 3기로 나타났습니다.

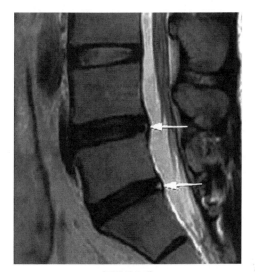

[퇴행성 3기]

이 영상은 20대의 젊은 여성인데, L5~S1에 퇴행성 디스크가 발견되었습니다. 디스크의 간격이 좁아지면 요추 뼈의 간격이 좁아짐으로 인해서 요추 뼈의 후관절 부분에 부하가 걸리게 됩니다. 조금만 무리해도 허리가 뻐근하고, 엎드려서 허리 중앙을 눌러보면 유난히 아픈 곳이 만져집니다. 이 부분에 퇴행성 디스크가 있을 가능성이 높습니다.

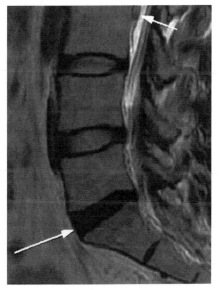

[퇴행성 3기]

거꾸로 매달려 허리를 늘려주면 좁아진 간격이 늘어나면서 후관절의 긴장도 이완되면서 시원함을 느끼지만, 생활하다 보면 다시 불편해집니다. 항상 아픈 것은 아니지만 '난 허리가 좋지 않다.'는 느낌 또는 통증을 자주 느끼게 됩니다.

4. 퇴행성 4기

퇴행성 4기는 디스크 자체의 퇴행성이 많이 진행된 상태에서 점차 뼈의 변형이 일어나는 단계입니다. 디스크의 퇴행성이 많이 진행되면, 디스크는 그 고유의 기능인 충격 흡수를 하지 못하게 됩니다. 그렇게 되면 생활하면서 척추에 전해지는 충격이 그대로 뼈에 전해지게 되고 오랜 시간 동안 이런 상황이 지속되면 뼈는 그 충격에 의해서 서서히 망가지게 됩니다.

MRI를 찍으면 뼈와 디스크가 만나는 부분에 마치 멍이 든 것처럼 지방이 침착되거나 변색이 되고, 골극이 생긴 모습이 많이 발견됩니다. 나이가 많아 골다공증이 있는 분들의 경우에는 그 변화가 더욱 빠릅니다.

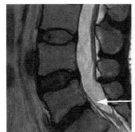 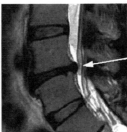 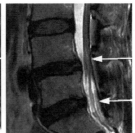

[퇴행성 4기]

5. 퇴행성 5기

퇴행성 5기는 퇴행성 4기보다 뼈의 변형이 매우 심각해진 상태를 말합니다. 디스크는 거의 소실되었고, 뼈는 심하게 변형된 상태입니다. 허리 통증에 대한 치료를 제대로 받지 못했거나 아플 때만 진통제로 통증을 진정시켜 왔던 분들에게서 잘 발견됩니다. 이 정도로 변형이 오면 질환 자체도 디스크 탈출보다는 협착증이 더 많습니다.

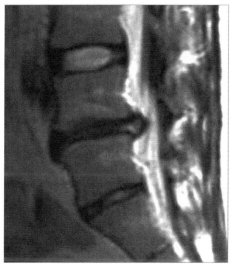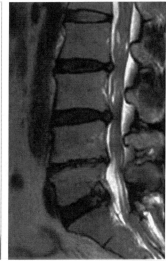

[퇴행성 5기]

퇴행성 진행이 덜된 사람일수록 치료 회복의 속도도 빠르고 재발률도 떨어집니다. 병은 심해지기 전에 치료해야 평생 건강하게 후유증 없이 살 수 있다는 것을 명심하시기 바랍니다.

11장

협착증
진단하기

엑스레이로
협착증 구별하기

60대 여성 환자분께서 허리 통증과 다리 통증으로 내원하셨습니다. 특징적인 증상은 5~10분 정도만 걸으면 다리가 저리고 아파서 쉬었다 가야 한다는 점입니다. 이 점이 바로 일반적인 추간판 탈출증과 척추관 협착증의 차이입니다.

일반적인 디스크는 앉아있을 때 아프고 서면 조금 나아지며, 걷기 시작하면 조금 덜해지는 경향이 있으나 척추관 협착증은 이와 반대로 서 있는 것이 앉아있는 것보다 아프고, 걷기 시작하면 잠시 후부터 통증이 생깁니다.

그렇지만 애매모호한 경우도 많기에 증상만으로 협착증과 디스크 탈출을 구별하기가 쉽지만은 않습니다. 그렇다면 이번 시간에는 엑스레이로 척추관 협착증을 추정하는 방법을 말씀드리겠습니다. 오른쪽 영상을 보시겠습니다.

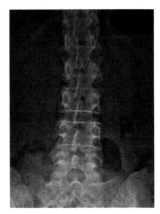

[정상적인 허리]

이 영상은 일반적인 사람의 허리 영상입니다. 물론 허리도 약간 휘어지고 골반도 약간 틀어지긴 했지만, 이 정도면 양호합니다. 이 영상을 잘 기억하시고 바로 다음 영상으로 넘어가겠습니다.

허리뼈의 모습이 뭔가 이상합니다. 화살표로 표시된 부분을 자세히 보십시오. 그리고 정상 엑스레이 영상과 비교해 보십시오. 화살표로 표시된 부분의 허리뼈가 심하게 뾰족하게 변화되어 있다는 것을 알 수 있습니다.

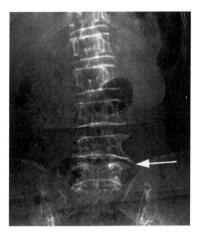

[협착증이 있는 허리]

이 영상이 바로 처음에 말씀드린 60대 여성 환자분의 허리입니다. 뼈 자체의 퇴행성 변화가 심해서 뼈가 변형된 것입니다. 뼈가 이렇게 변형이 되어 있을 정도면 그사이에 들어 있는 디스크의 상태는 짐작이 가실 겁니다. 이런 심한 퇴행성 척추는 척추관 협착증이 있음을 암시하는 하나의 지표가 됩니다. 그래서 MRI를 찍어 봤습니다.

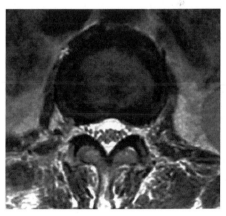

[정상적인 허리]

이 MRI 영상은 이 환자분의 건강한 상태의 디스크 부분을 캡처한 것입니다. 디스크 자체는 연세에 맞는 퇴행성 변화가 진행되어 있지만, 디스크가 튀어나오거나 하지는 않았습니다. 그렇다면 앞에서 보았던 엑스레이상 퇴행성 변화가 심했던 부분을 보겠습니다.

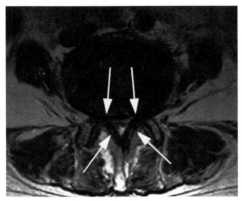

[협착증이 있는 허리]

정상적인 MRI와 비교해 보면 화살표로 표시된 부분이 정상과 많이 다름을 알 수 있습니다. 정상 영상과 비교하면 화살표 표시된 부분이 아주 좁아진 것을 확인할 수 있습니다. 이것이 바로 척추관 협착증의 MRI 영상입니다.

환자분은 한쪽에만 증상이 있었지만, 보시는 바와 같이 어느 한쪽으로 치우치지 않고 모두 심하게 좁아져 있습니다. 이런 좁아진 틈 속에 신경이 꽉 눌려 있기 때문에 통증이 있는 것이고, 서서 걷게 되면 앉아 있을 때보다 이 부분이 더 좁아지기 때문에 고통이 더욱 심해지는 것입니다.

단, 엑스레이상 심한 뼈의 변성이 없음에도 불구하고 척추관 협착증이 있는 경우가 있습니다. 반드시 증상과 함께 종합적인 판단을 해야 확진을 받을 수 있으며, 최종적인 확진은 MRI상으로 가능합니다.

척추관 협착증은 디스크보다 치료 기간이 더 길고 힘듭니다. 설령 수술을 받았더라도 통증이 말끔히 가시지 않고 재발률도 높습니다. 협착증이 되기 전에 미리 허리 건강을 지키시기 바랍니다.

협착증 엑스레이와
MRI

이번 환자분은 40대 남자분으로서 5년 전에 척추관 협착증을 진단받으시고, 병원에서 물리 치료와 약물 치료를 병행해 오시다가 최근에 증상이 심해져서 오신 분입니다.

허리가 전체적으로 아프고, 걸을 때, 몸을 구부리고 펼 때 통증이 심하며, 양쪽 다리 뒤쪽으로 저리고 당기는 증상이 있었습니다.

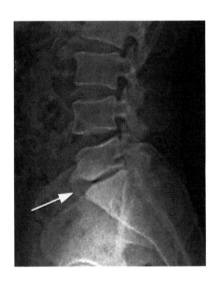

이 영상은 방사선 촬영으로 허리를 옆에서 본 모습입니다. 화살표로 표시된 부분(L5~S1)을 살펴보면 다른 요추의 간격보다 현저하게 좁아져 있는 것을 볼 수 있습니다. 좁아진 틈에는 디스크가 자리 잡고 있어야 하지만, 디스크의 심한 손상으로 인해 그 크기가 작아져서 뼈 사이의 간격이 매우 좁아져 있습니다. 그래서 대부분 협착증이 한 군데에만 있다고 진단을 내리게 됩니다. 그러나 자세히 보면 또 다른 곳을 찾을 수 있습니다.

이 영상은 허리를 앞뒤로 본 방사선 영상으로 아래 두 개의 요추(L4~5)가 심하게 틀어져 있는 것을 볼 수 있습니다. 틀어진 요추는 앞에서 본 좁아진 요추뼈보다 한 레벨 위에 있는 뼈의 모습입니다. 따라서 두 개의 디스크(L4~5, L5~S1)에 문제가 있을 것이라 유추할 수 있습니다. 자, 한번 MRI를 찍어 볼까요?

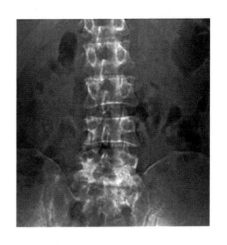

이 영상은 MRI입니다. 역시 첫 번째 영상과 같이 허리를 옆에서 본 영상입니다. 맨 아래 디스크(L5~S1)는 퇴행이 상당히 많이 진행된 상태이고 뼈에도 변형이 많이 일어났습니다. 그 위의 디스크(L4~5)는 측면 방사선 촬영상에서는 좁아지지 않아서 의심받지 않았던 곳입니다. 디스크 자체의 높이는 낮아지지 않았지만, 색이 어두워진 것은 이 곳도 퇴행이 진행되었다는 것을

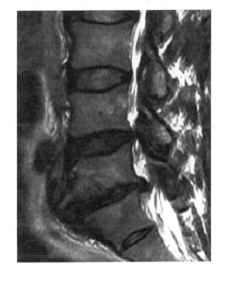

뜻합니다. 방사선 촬영상으로는 정상인데도 디스크 탈출이나 협착증이 있는 경우가 많이 있으니 반드시 주의가 필요합니다. 자, 환자분의 MRI를 조금 더 보겠습니다.

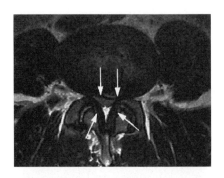

이 그림은 위 레벨의 디스크 (L4~5) 횡단면 영상입니다. 디스크가 전체적으로 부풀어 있고, 신경을 감싸고 있는 후종인대도 많이 부어 있어서 척추관 협착증이 있음을 보여 주고 있습니다.

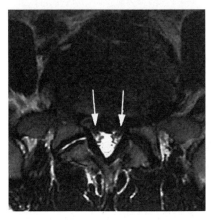

아래 레벨의 디스크(L5~S1) 또한 협착증이 심한 상태입니다. 디스크는 더 많이 부풀어 있지만, 후종인대는 상대적으로 덜 부어 있고 신경이 지나는 통로도 상대적으로 넓어서 협착의 정도는 위의 레벨보다는 작아 보입니다.

지금까지 영상을 통해 디스크와 협착증 및 퇴행성 디스크를 구별하는 방법을 보았습니다. 대부분 내원하시는 환자분들은 본인의 진단명만 알 뿐이지 본인의 상태가 어느 정도인지 잘 모르고 있습니다. 위 설명을 통해 본인의 상태를 이해하는 데 도움이 되셨으면 좋겠습니다. 다만, 영상의 판독과 진단은 영상의학과 전문의의 영역이므로 섣불리 판단하기보다는 반드시 주치의의 설명을 듣고 종합적으로 판단하시기 바랍니다.

부록

디스크와 신경 재생에 도움이 되는 음식 및 한약, 디스크 체질 개선 음식 및 한약

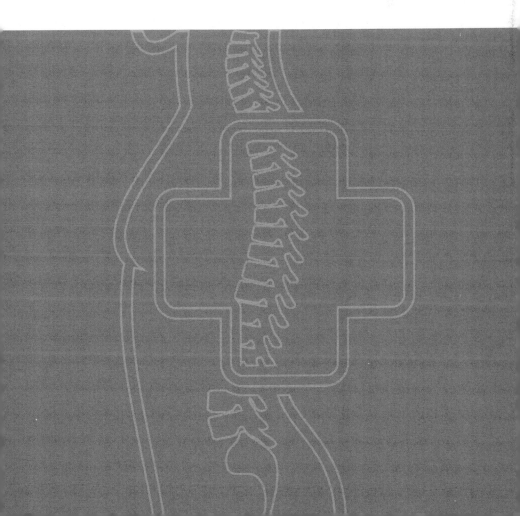

디스크 흡수에 도움이 되는 음식 또는 한약

다음에 소개해 드리는 한약은 디스크 재생에 도움이 되는 것으로 밝혀졌습니다. 다만 질병의 상태에 따라 효과가 다르고 체질에 따라 해가 될 수도 있기 때문에 복용량과 복용 여부는 반드시 한의사의 지도를 받으시기 바랍니다.

● 석곡(石斛)

: 난초과의 여러해살이풀 석곡의 지상부입니다. 석곡은 뇌 조직 출혈과 이에 따른 뇌부종과 염증 인자를 억제하며, 항산화 작용, 골다공증 예방 효과, 항염증 효과, 신경계 질환 예방 효과 및 신경세포 보호 효과 등이 있으며 특히 디스크 흡수에 관여하는 대식세포의 탐식 기능을 향상시킵니다. 한의학에서는 보약으로 사용하는 한약으로서 피부가 건조하고 입이 쉽게 마르며 눈이 건조한 증상에 많이 사용하며 갱년기 증후군에도 보조적으로 많이 사용합니다.

● 하고초(夏枯草)

: 꿀풀과의 여러해살이풀 꿀풀, 두메꿀풀, 흰꿀풀의 지상부입니다. 하고초는 항고혈압 작용, 항산화 작용, 항암 작용, 갑상선 기능 항진증 개선 작용, 항염 작용, 항바이러스 작용, 항균 작용이 있으며 특히 디스크 흡수에 관여하는 대식세포의 탐식 능력을 향상시키는 작용이 있습니다. 한의학에서는 주로 간담 질환, 신장 질환, 갑상선 질환, 당뇨병 등에 많이 사용하며 몸에 열이 많고 체력이 좋은 사람에게 사용합니다.

● 보골지(補骨脂)

: 콩과의 한해살이풀 보골지의 성숙한 열매입니다. 보골지는 관상 동맥의 확장 및 혈류량 증가 작용, 조혈 작용, 조골세포 분화 촉진 및 파골 세포 생성 억제 효과, 항우울 효과, 간 보호 효과, 항당뇨 효과, 항산화 효과, 항암 작용이 있으며 디스크 흡수에 관여하는 대식세포의 탐식 능력을 증가시키고 자연 살해 세포(NK세포)의 활성도를 증가시킵니다. 소위 양기가 부족한 사람에게 쓰는 보약으로 정력 감퇴에 많이 사용하는 한약입니다. 특히 추위를 많이 타고 허리와 다리가 시리고 아프며 배가 차고 쉽게 설사하는 사람에게 적합합니다.

● 사군자탕(四君子湯, 약재 구성: 인삼, 백출, 백복령, 감초)

: 항산화 작용, 항고지혈증 작용, 항암 효과, 근육 피로 회복 작용, 항혈전 작용,

항스트레스 작용, 항고혈압 작용이 있으며, 면역과 관련하여 생체 활성 작용, 면역 세포 증식 작용, NK세포 활성 작용이 있습니다. 평소 허약하고 피로를 쉽게 느끼는 체질에 사용합니다.

● **갈근해기탕(葛根解肌湯, 약재 구성: 갈근, 황금, 고본, 길경, 승마, 백지)**
: 항알레르기 작용, 항염증 작용, 진통 효과가 있으며 디스크 흡수에 관여하는 세포성 면역을 증가시키고 NK세포의 활성을 증가시킵니다. 사상 체질의 태음인에게 처방하는 한약으로 평소 열이 많거나 고혈압이 있고 어깨와 목이 뻣뻣하고 긴장을 많이 하는 체질에 사용합니다.

● **청상보하탕(淸上補下湯, 약재 구성: 숙지황, 산약, 산수유, 백복령, 목단피, 택사, 오미자, 천문동, 맥문동, 패모, 과루인, 행인, 반하, 지실, 길경, 황금, 황련, 감초)**
: 천식 증상 완화 효과, 폐 기능 개선 효과, 항염증 효과, 폐부종과 거담 및 전해질 개선 효과, 항알레르기 효과가 있으며 디스크 흡수에 관여하는 T세포의 활성을 증가시킵니다. 만성 기관지염, 만성 천식, 갱년기 증후군 등 만성 허약자나 고령자에게 많이 사용합니다.

신경 재생에 도움이 되는 음식 또는 한약

다음에 소개해 드리는 한약은 실험적으로 신경 재생에 도움이 되는 것으로 밝혀졌습니다. 질병의 상태에 따라서 효과가 다르고 체질에 따라 해가 될 수도 있기에 복용량과 복용 여부는 반드시 한의사의 지도를 받으시기 바랍니다.

● **진교(秦艽)**
: 신경을 재생하는 한약 중 하나인 진교는 용담과의 여러해살이풀인 진교의 뿌리를 말린 것입니다. 진교는 예부터 통증 질환에 많이 사용했는데, 수로 통증이 심했다, 덜했다 하며 흐린 날에 더욱 심해지는 특징이 있을 때 사용했습니다. 특히 다리에 쥐가 잘 나고 담이 잘 오는 경우라면 더욱더 잘 맞습니다. 주로 무릎의 각종 급만성 관절염, 급성 디스크로 인한 허리 통증 및 다리 저림에 효과가 좋습니다. 좌골 신경을 손상시킨 뒤 진교를 투입한 쥐는 투입하지 않는 쥐에 비해서 보행 분석 결과가 호전되었고, 좌골 신경에서의 BDNF 발현은 더욱

증가하였으며 PVN과 vlPAG에서의 c-Fos 발현은 유의하게 감소했습니다. 그 결과 진교는 말초 신경 손상에 의한 질환에 있어서 통증 조절 및 운동 기능 회복에 뚜렷한 효과가 있는 것으로 밝혀졌습니다. 진교는 하루 8~16g 정도, 많아도 32g을 넘지 않는 것이 좋습니다. 단순히 진교 하나만 끓여서 먹는 것은 디스크 치료나 신경 재생 효과가 작기에 몸 상태와 체질에 맞춰 다른 한약들과 섞어서 복용해야 충분한 효과를 볼 수 있습니다.

● **계혈등(鷄血藤)**
: 콩과의 떨기나무 밀화두의 줄기입니다. 말초 신경을 손상시킨 뒤 계혈등을 투여한 쥐는 투여하지 않은 쥐에 비해 손상 부위의 축삭과 슈반 세포에 작용하여 재생 유도성 단백질인 GAP-43, Cdc2 kinase 효소, vimentin 신호 기전을 활성화하여 말초 신경 재생을 유도합니다. 한의학에서는 주로 하지 신경 마비 또는 통증 및 저림에 많이 사용되고 있으며, 여성의 생리불순이나 생리통에도 사용합니다. 몸이 허약한 사람에게도 사용할 수 있으며 혈액 순환을 원활하게 해주는 효과가 좋습니다.

● **시호(柴胡)**
: 산형과의 여러해살이풀인 시호, 개시호의 뿌리입니다. 시호는 좌골 신경의 축삭 재생 과정에서 손상 축삭 및 주변 비신경 세포의 재생 증진을 위한 활성화 과정에 관여합니다. 한의학에서는 화병, 생리 불순, 갱년기 증후군, 보약의 보조제로써 사용되는 한약으로 다른 신경 재생 한약의 보조 한약으로 사용합니다.

● **오약순기산(烏藥順氣散, 약재 구성: 마황, 진피, 오약, 천궁, 백지, 백강잠, 지각, 길경, 건강, 감초, 생강, 대추)**
: 좌골 신경 압좌 손상 후 오약순기산을 투여한 쥐는 투여하지 않은 쥐에 비해 좌골 신경 기능 지수가 향상되고 BDNF에 대한 강한 면역 반응을 관찰할 수 있어서 신경 재생에 도움이 되는 것으로 알려져 있습니다. 오약순기산은 혈액 순환의 명약으로 상체의 여러 가지 혈액 순환 장애와 신경 질환에 많이 사용되는 한약입니다. 특히 상체의 질환에 효과적이며 목 디스크, 만성 어깨 통증, 중풍 예방, 오십견 등에 광범위하게 사용됩니다. 그러나 기운을 소모하는 경향이 있으므로 체력이 좋은 사람이나 병의 급성기에만 사용하거나 보약과 함께 사용하는 것이 좋습니다.

● 해인탕(海忍湯, 약재 구성: 해동피, 인동등, 오가피, 두충, 우슬, 방풍, 구척)

: 좌골 신경 압좌 손상 후 해인탕을 투여한 쥐는 투여하지 않은 쥐에 비해 좌골
신경 지수가 향상되고, 신경 필라멘트가 증가하여 신경 재생에 도움이 되는 것
으로 보고되었습니다. 급만성 척추 관절 질환에 사용하여 디스크, 협착증, 관
절염과 척추 신경 손상, 요골 신경 손상 등에 사용됩니다. 단, 허약자나 소화력
이 약한 사람은 주의해서 써야 합니다.

● 생맥산(生脈散, 약재 구성: 맥문동, 인삼, 오미자)

: 신경 손상 시 유도되는 단백질의 양을 증가시키고, 신경 섬유의 재생을 촉진하
며, 손상 부위의 치유 기전을 유도함으로써 신경 손상 병변의 치료에 효과가 있
습니다. 대표적인 여름철 보약으로 땀을 많이 흘려 지치고 힘이 없는 증상에
사용하는 처방입니다. 몸을 보신하는 효과가 크며 허약자의 신경 재생에 보조
적으로 사용합니다.

디스크 체질 개선에 도움이 되는 음식 또는 한약

다음에 소개해 드리는 한약은 실험적으로 디스크 체질 개선에 도움이 되는 것으
로 밝혀졌습니다. 질병의 상태에 따라서 효과가 다르고 체질에 따라 해가 될 수도 있
기에 복용량과 복용 여부는 반드시 한의사의 지도를 받으시기 바랍니다.

1. '활성산소형'에 좋은 한약

● 단삼(丹蔘)

: 꿀풀과의 여러해살이풀인 단삼의 뿌리입니다. 단삼은 활성산소형 디스크 체질
에 사용되는 중요한 약재로 국내외적으로 많은 연구가 이루어졌습니다. 단삼
은 항암제로 인해서 유발된 세포 독성을 방어하고 전립선암 세포와 유방암에
대한 항암 효과가 있습니다. 그리고 심혈관계에 작용하여 심장 비대 억제 및
허혈 손상에 대한 보호 효과, 관상동맥 이완 작용이 있습니다. 또한 항골다공
증 효과가 있어 골재 흡수 억제 및 골형성 촉진 작용, 파골 세포 억제 작용 등
이 있습니다. 그 밖에 죽상경화증의 억제 작용, 항고혈압 효과, 항고지혈증 효

과, 항당뇨 활성 효과, 신장 손상에 대한 활성 효과, 항염증 효과, 항비만 효과, 대식세포 활성 효과, 신생혈관 촉진 효과, 손상된 세포 및 근육 회복 효과, 간 세포 보호 및 간세포 재생 촉진 작용, 조혈작용, 항산화 효과 및 면역 조절 작용이 있습니다. 한의학에서는 주로 어혈와 종기를 제거하고 마음을 안정시키는 작용이 있어 생리 불순, 피부병, 불면증, 흉통 등에 사용합니다.

● 상백피(桑白皮)

: 갈잎큰키나무 뽕나무, 산뽕나무, 가새뽕의 뿌리껍질입니다. 상백피는 혈액암 세포에서의 세포 사멸 유도 효과, 난알부민-유도, 천식 마우스에서의 면역 조절 T세포 활성 유도 및 Th2 면역반응 조절 효과, 대식세포에서의 항염증 효과, 에탄올 추출물의 흰쥐에서의 항우울증 효과, 뇌 신경 세포 보호 작용 등의 효과가 있습니다. 그밖에 항균 작용, 혈당 강하 작용, 항산화 작용, 동맥 경화 개선 효과, 비만 억제 효과, 항알레르기 효과, 항염증 효과가 있습니다. 한의학에서는 주로 폐를 치료하고 부종을 치료하는 작용이 있어서 알레르기, 천식, 부종, 고혈압, 당뇨 등에 사용합니다.

● 어성초(魚腥草)

: 삼백초과의 여러해살이풀인 약모밀의 지상부입니다. 대식세포의 No, H2o2, TNF-α, IL-1β, IL-6 등의 면역 매개 인자의 생성을 촉진함으로써 침입성 병원체와 노화 세포 잔존물을 제거하는 대식세포 효능이 있습니다. 그 외에도 항산화 작용, 항알레르기 작용, 항암 작용, 항염 작용, 항균 효과, 항바이러스 효과, 이뇨 작용, 항고혈압 효과, 항고지혈증 효과가 있습니다. 한의학에서는 주로 폐암, 장염, 요로 감염, 폐렴, 기관지염 등에 사용합니다.

● 홍화씨(紅花子)

: 국화과의 한해살이풀인 잇꽃의 종자입니다. 홍화씨에는 다가불포화지방산 (linoleic acid)이 75%나 함유되어 있어서 혈중 지질과 콜레스테롤 농도를 저하시켜 동맥 경화, 고지혈증, 고혈압 등의 순환기 질환의 치료에 탁월한 효과를 보입니다. 또한 항골다공증 효과, 항산화 작용, 항염증 작용 그리고 항암제로써의 작용도 있습니다. 한의학에서는 주로 골다공증, 골절, 동맥 경화, 자궁 질환 등에 사용합니다.

● 산사(山楂)

: 장미과의 갈잎큰키나무 산사나무, 좁은산사나무, 넓은잎산사나무의 열매입니다. 건위 작용 및 소화 촉진 작용이 있고 혈액 순환 개선 및 지질 용해 작용, 항산화 효과, 항균 작용, 항혈전 작용, 항염증 및 위장 보호 효과, 지방 전구 세포의 분화 억제 작용, 체중 조절 효과, 항동맥경화증 효과, 항고지혈증 효과, 혈관 이완 효과, 간 손상 예방 효과, 기억력 개선 효과가 있습니다. 한의학에서는 주로 소화 장애, 생리통, 협심증, 고혈압, 고지혈증에 사용합니다.

● 쑥(인진호, 茵蔯蒿)

: 국화과의 여러해살이풀인 사철쑥의 어린싹입니다. 급만성 간염, 간 경변 및 간암에도 좋은 치료제입니다. 담낭 질환과 피부 질환에도 널리 사용합니다. 실험적으로 밝혀진 바로는 간과 신장 보호 및 회복, 항당뇨 효과, 지방간 치료 효과, 혈관 확장 작용, 항암 효과, 항균 작용, 항비만 효과, 항고지혈증 효과가 있습니다. 주로 간담 질환, 만성 피로 등에 사용합니다.

● 민들레(포공영, 蒲公英)

: 국화과의 여러해살이풀인 민들레, 산민들레, 흰민들레, 서양민들레의 지상부입니다. 항균 작용, 면역 증강 작용, 담즙 분비 작용, 간 기능 보호 작용, 이뇨 작용이 있어서 간염, 황달, 인후염, 유선염, 피부 질환에 사용합니다.

● 뽕나무(상엽, 桑葉)

: 뽕나무과에 속한 낙엽 교목인 뽕나무 또는 기타 동속 근연 식물의 잎입니다. 상엽은 항산화 작용, 혈중 중성 지방과 콜레스테롤 저하 작용, 항당뇨 효과, 항비만 효과, 항염증 효과가 있어 고지혈증, 간 질환, 폐 질환 등에 다양하게 응용되고 있습니다.

● 귤껍질(진피, 陳皮)

: 진피는 운향과에 속한 상록 소교목인 귤 및 동속 근속 식불의 성숙한 과실의 과피를 건조한 것입니다. 진피는 항산화 작용, 항균 작용, 항암 작용, 혈압 저하 작용, 간세포 보호 작용, 항콜레스테롤 작용을 하며 이를 통해 소화기 질환, 폐 질환 등의 다양한 질환에 활용하고 있습니다.

● 칡(갈근, 葛根)

: 칡은 콩과의 여러해살이 낙엽 덩굴나무인 칡의 뿌리입니다. 칡은 해열 작용, 혈
압 강하 작용, 항궤양 효과, 항염증 작용, 항산화 효과, 알코올 해독 및 간 보호
작용, 뇌 신경 세포 보호 작용, 항우울 효과, 해열 및 진경 작용, 중금속 해독 작
용, 항지질 효과, 골다공증 치료 효과, 위장에 대한 진경 작용, 항우울 작용이 있
어 각종 근골격계 통증 질환과 피부 질환, 당뇨, 고혈압, 심장병, 간 질환 등에
다양하게 사용됩니다.

● 생간건비탕(生肝健脾湯, 약재 구성: 인진호, 택사, 백출, 산사, 맥아, 진피, 복령, 저
령, 후박, 곽향, 나복자, 지실, 삼릉, 봉출, 청피, 목향, 사인, 생강)

: 생간건비탕은 간을 보호하거나 치료하기 위한 한약으로 높아진 간 수치를 떨
어뜨리는 효과가 있어 평소 술을 자주 마시고 피로를 자주 느끼며 간 수치가
비정상적인 활성산소형 디스크 체질에 활용할 수 있는 처방입니다. 실험적으로
손상된 간세포의 회복과 대사 과정의 활성화 및 만성 간염에 대한 치료 효과
및 항고지혈증 효과, 항암 효과가 있습니다.

● 평위산(平胃散, 약재 구성: 창출, 진피, 후박, 감초, 생강, 대추)

: 평위산은 평소 소화가 잘 되지 않고 더부룩하며 고지혈증이 있는 활성산소형
디스크 체질에 활용할 수 있는 처방입니다. 실험적으로 위장관 운동 조절, 점액
분비량 조절 및 위장 점막 손상 회복 등 위장관 질환뿐만 아니라 간 보호 작용,
항염증 효과, 항암 효과, 항알레르기 효과가 있습니다.

● 심적환(心適丸, 약재 구성: 단삼, 용뇌, 삼칠근)

: 심적환은 협심증과 같은 심장 질환이 있거나 고지혈증이 있는 활성산소형 디
스크 체질에 활용할 수 있는 처방입니다. 실험적으로 밝혀진 바로는 관상동맥
경화, 협심증 및 고지혈증의 치료 및 증상 완화 효과, 간 조직 내의 미세 혈관
손상 방지 기능, 혈관 내 응고 방지 효과가 있습니다.

2. '골골팔십형'에 좋은 한약

● 인삼(人蔘)

: 두릅나뭇과의 여러해살이풀인 인삼의 뿌리입니다. 인삼은 항종양 효과, 신경 안

정 효과, 항피로 작용, 항노화 작용, 면역 증강 작용, 항당뇨 효과, 간 기능 개선 효과 등이 있습니다. 한의학의 대표적인 보약으로서 각종 원기 허약 증상, 면역력 감퇴 증상에 넓게 응용할 수 있는 처방입니다. 단, 사상 체질에서는 소음인에게 쓸 수 있는 한약이기에 체질에 맞춰 주의 깊게 복용해야 합니다.

● **황기(黃芪)**

: 콩과의 여러해살이풀인 황기, 몽고황기의 뿌리입니다. 황기는 면역 증강 작용, 대사 기능 활성화 작용, 이뇨 작용, 강심 작용, 항고혈압 효과, 간 보호 작용, 항산화 효과, 혈당 강하 작용, 항암 작용 및 항바이러스 작용, 항염 작용, 항균 작용, 위액 분비 억제 작용 등이 있으며 피로, 빈혈, 위하수, 식은땀, 피부 질환, 마비 증상, 중풍 후유증 등에 다양하게 활용되고 있습니다.

● **백출(白朮)**

: 국화과의 여러해살이풀인 백출의 뿌리줄기입니다. 면역 기능 증진 효과, 이뇨 작용, 혈당 강하 작용, 항암 작용, 항궤양 작용, 간 기능 보호 작용, 위장 기능 개선 작용, 파골 세포 분화 및 골흡수 억제 작용, 진정 작용, 혈압 강하 작용이 있어서 피로, 허약, 식욕 부진, 소화 불량, 설사, 황달, 부종에 활용되고 있습니다.

● **육종용(肉蓯蓉)**

: 열당과의 여러해살이풀인 육종용의 육질 줄기입니다. 육종용은 신경 세포 재생 촉진 작용, 항노화 작용, 항산화 작용, 혈압 강하 작용, 항염 작용, 진정 작용 및 통변 작용 등이 있어서 정력 감퇴, 요통, 하지 무력, 이명, 건망증, 요실금, 불임, 대하 등 만성적인 허약 증상에 활용되고 있습니다.

● **차가버섯**

: 자작나무에서 기생하면서 자작나무의 진액을 빨아먹고 사는 기생 버섯입니다. 차가버섯은 강력한 항암 효과와 면역 증강 작용이 있어 각종 악성 종양과 위장 질환 치료 및 강장제와 원기 회복제로 사용합니다. 그밖에 항산화 효과, 항돌연변이 활성 효과, 항당뇨 효과, 항균 작용, 항바이러스 작용, 콜레스테롤 감소 효과, 항비만 작용이 있습니다.

● **녹용(鹿茸)**

: 사슴과에 속한 매화록, 마록 또는 대록의 수사슴의 골질화되지 않았거나 약간

골질화된 어린 뿔을 자른 다음에 말린 것입니다. 녹용은 성장 발육 촉진 작용, 피로 개선 및 항산화 작용, 신경 세포 분화 및 성장 촉진 및 사멸 억제 작용, 항염증 작용, 항골다공증 효과, 간 손상 회복, 심장 기능 개선 효과, 조혈 작용 촉진, 면역 기능 개선 효과, 항암 작용, 상처 회복 촉진 작용 등의 효능이 보고되어 각종 피로 및 자양강장 효과를 위해 사용합니다.

● **보중익기탕(補中益氣湯, 약재 구성: 황기, 인삼, 백출, 감초, 당귀, 진피, 승마, 시호)**
: 항피로 효과, 면역 활성 효과, 간 보호 효과, 항알레르기 효과, 항불안 효과 및 항산화 작용, 항종양 효과, 뇌 기능 개선 효과, 방사선 방어 효과가 있어 각종 피로 및 식욕 부진, 알레르기성 비염 등에 상용하는 한약입니다. 단, 열이 많은 체질보다 추위를 잘 타는 체질에 더 적합합니다.

● **경옥고(瓊玉膏, 약재 구성: 생지황, 인삼, 백복령, 꿀)**
: 항피로 효과, 기억력 개선 효과, 항산화 효과, 항노화 효과, 항암 작용, 항균 작용, 면역 활성 작용 등이 있어 예부터 남녀노소 무난하게 사용할 수 있는 장수 보약입니다. 단, 당뇨가 있는 경우에는 꿀의 당 성분으로 인해서 혈당이 높아질 수 있으므로 주의가 필요합니다.

● **육미지황원(六味地黃元, 약재 구성: 숙지황, 산약, 산수유, 백복령, 목단피, 택사)**
: 피로 회복 및 면역 증진 효과, 인지기능 및 기억개선 효과, 혈당 강하 작용, 항고지혈증 작용, 신경 보호 작용, 항골다공증 효과 등이 있어 만성 피로, 갱년기 증후군, 골다공증, 퇴행성 척추 및 관절 질환, 전립선 비대 등 다양한 질환에 사용합니다.

3. '근육부족형'에 좋은 한약

● **독활(獨活)**
: 산형과의 여러해살이풀인 어수리의 뿌리입니다. 독활은 포도당 농도는 증가시키고 젖산 농도는 감소시키며, 혈액 내 이온의 변동을 최소화하고, LDH 와 CK 수치를 낮춰 세포 손상을 방지하고 단백질의 과도한 에너지를 막아 운동 능력을 향상시키고 지구력을 증가시키는 작용을 합니다. 그 밖에도 항산화 작용, 항염 작용, 항암 작용, 항고혈압 작용, 항경련 작용, 항궤양 작용, 진정 작용, 진통

작용, 간 보호 효과 및 심근 수축력 개선 효과가 있으며 각종 근골격계 질환에 사용합니다.

● **오가피(五加皮)**
: 두릅나무과의 갈잎떨기나무, 오갈피나무, 서울오갈피, 지리산오갈피, 오가나무, 섬오갈피의 뿌리껍질과 나무껍질입니다. 오가피는 체력 증진 효과, 근력 증진 효과, 항피로 작용, 면역 증진 효과, 항암 작용, 간 보호 효과, 항스트레스 작용, 항알레르기 작용, 항염 작용, 항노화 작용, 항당뇨 효과, 진정 작용, 진통 효과, 혈관 이완 작용이 있어서 만성 피로 및 척추 관절 질환, 발육 부진 등에 사용합니다.

● **음양곽(淫羊藿)**
: 매자나무과의 여러해살이풀인 삼지구엽초의 잎과 뿌리입니다. 음양곽은 근섬유 재생 기능, 면역 증강 작용, 항노화 작용, 관상 동맥의 혈류량 증진 작용, 항당뇨 작용, 항고지혈증 작용, 항산화 작용, 항고혈압 작용, 간 독성 억제 작용, 대식세포 활성 작용, 혈관 확장 작용이 있어 피로 및 정력 감퇴, 척추 관절 통증, 중풍 후유증, 고혈압 등에 사용합니다.

● **백작약(白芍藥)**
: 미나리아재비과의 여러해살이풀인 작약의 뿌리입니다. 근육 이완 효과, 항혈전 효과, 항염증 효과, 항스트레스 효과, 항경련 효과, 간 보호 효과, 항암 및 면역 기능 촉진 효과, 혈당 강하 효과, 혈관 확장 효과, 동맥 경화 억제 효과, 고콜레스테롤증 억제 효과, 항산화 효과가 있습니다. 한의학에서는 빈혈을 치료하고 근육을 이완시키는 효과가 있어서 평소 근육이 약하고 허약 체질인 사람에게 사용합니다.

● **숙지황(熟地黃)**
: 현삼과의 여러해살이풀인 지황, 회경지황의 뿌리를 술에 넣고 여러 번 쪄서 말린 것입니다. 척수 신경 재생 효과, 말초 미세 순환 개선 효과, 항고지혈증 효과, 면역 증가 효과, 항암 작용, 조혈 작용, 항균 작용, 강심 작용, 이뇨 작용, 간 기능 보호 작용, 골다공증 개선 효과, 항산화 작용 등이 있어서 피로, 빈혈, 정력 감퇴, 발육 부진, 갱년기 증후군, 골다공증 등에 사용합니다.

● **모과(木瓜)**

: 장미과의 갈잎큰키나무 모과나무, 명자나무의 열매입니다. 파골 세포 분화 억제 효능, 항염 반응의 증진, 면역 반응의 안정화 효과, 항바이러스 효과, 항박테리아 효과가 있습니다. 한의학에서는 근육의 경련과 척추 관절 통증 등에 사용합니다. 특히 근육에 쥐가 자주 나거나 근육통이 자주 있는 경우에 사용합니다.

● **쌍화탕(雙和湯, 약재 구성: 백작약, 숙지황, 황기, 당귀, 천궁, 육계, 감초, 생강, 대추)**

: 운동 능력 향상 작용, 항산화 작용, 항노화 작용, 항피로 작용, 항염증 작용, 해열 작용, 진통 작용, 평활근 이완 작용이 있어서 만성 피로 및 허약 증상, 체력 향상에 사용합니다.

● **사물탕(四物湯, 약재 구성: 숙지황, 백작약, 천궁, 당귀)**

: 근육 피로 개선 효과, 신경 세포 보호 효과, 심근 세포 방어 효과, 면역 증진 효과 위점막 보호 효과 등이 있으며 빈혈, 만성 피로, 여성 질환에 사용합니다.

● **오가피산(五加皮散, 약재 구성: 오가피, 우슬, 모과)**

: 하지의 힘이 없고 근육이 약한 증상에 사용합니다.

● **제생신기환(濟生腎氣丸, 약재 구성: 건지황, 목단피, 복령, 부자, 산수유, 산약, 육계, 차전자, 우슬, 택사)**

: 근육 위축을 막고 근 손실을 줄이며 골격근의 양을 증가시킵니다. 근이영양증을 비롯하여 각종 부종, 전립선 비대증, 허약증 및 노화 예방에 사용합니다. 단, 부자는 독성이 있으므로 독성을 제거하고 사용하거나 부자를 빼고 사용합니다.

4. '평발관절형'에 좋은 한약

● **희렴초(豨薟草)**

: 국화과의 한해살이풀인 진득찰, 털진득찰의 지상부입니다. 면역 증강 작용, 항염 효과, 항암 효과, 혈관 확장 효과, 항산화 작용, 혈압 강하 효과, 항고지혈증 작용, 항당뇨 작용, 간세포 보호 효과, 대식세포 활성 효과가 있으며 한의학에서는 근육과 뼈가 약하고 힘이 없는 증상, 척추 관절 통증, 중풍 후유증, 고혈압 등에 사용합니다.

● **구척(狗脊)**

: 방각궐과의 여러해살이풀인 금모구척의 뿌리줄기입니다. 신경 세포 보호 및 재생 효과, 항산화 효과, 항염 효과, 골다공증 치료 효과, 근 위축 억제 효과가 있어서 척추 및 관절 통증, 허리 또는 하지의 힘이 없는 증상에 사용합니다. 단, 사용할 때는 털을 제거해야 하며 소화력이 약한 사람에게 사용할 때는 주의해야 합니다.

● **상기생(桑寄生)**

: 겨우살이과의 다년생 기생식물인 뽕나무 겨우살이의 잎, 줄기 및 가지를 말린 것입니다. 골다공증 치료 효과, 항산화 효과, 항돌연변이 효과, 항암 효과, 항알레르기 효과, 신장 보호 효과, 이뇨 작용, 혈압 강하 작용, 진정 작용, 중추 신경 억제 작용, 면역 강화 작용이 있습니다. 뼈와 근육을 강화시키고 하체의 무력한 증상을 치료하며 유산, 자궁 출혈, 고혈압에 사용합니다.

● **두충(杜沖)**

: 두충과의 갈잎큰키나무 두충의 나무껍질입니다. 골다공증 치료 효과, 근육 위축 억제 효과, 항고혈압 작용, 항노화 작용, 콜레스테롤 저하 작용, 관상 동맥 혈류량 증가 작용, 항염증 작용, 부신피질 호르몬 증강 작용, 진정 및 진통 작용, 면역 조절 작용, 자궁 수축 작용, 이뇨 작용, 출혈 시간 단축 작용, 항균 작용, 성장 촉진 작용이 있습니다. 근육이 위약하고 무력한 증상, 척추와 관절 통증에 사용합니다.

● **속단(續斷)**

: 천속단과에 속한 여러해살이풀인 천속단 또는 속단의 뿌리를 건조한 것입니다. 골다공증 치료 효과, 신경 재생 효과, 뼈 성장 효과, 근육 위축의 억제 효과, 면역 활성 효과, 항암 효과, 항염 작용, 진통 작용, 지혈 작용, 항산화 효과가 있습니다. 주로 골절이나 척추 관절 통증, 하지 무력 증상에 사용합니다.

● **우슬(牛膝)**

: 비름과의 여러해살이풀인 쇠무릎, 우슬의 뿌리입니다. 혈당 강하 작용, 간 기능 개선 작용, 콜레스테롤 강하 작용, 항염증 작용, 항암 작용, 항산화 작용, 항균 작용, 골다공증 치료 효과, 혈행 개선 효과, 진통 작용, 이뇨 작용, 강장 효과, 뇌 신경 보호 효과, 신경 재생 효과가 있습니다. 주로 허약이나 노화로 인한 하지

무력 증상, 척추와 관절 통증 그리고 고혈압에 사용합니다.

● **골쇄보(骨碎補)**

: 수룡골과의 여러해살이풀인 곡궐의 뿌리줄기입니다. 골세포 증식 작용, 연골 세포 기능 개선 작용, 고지혈증 치료 효과, 골다공증 치료 효과, 면역 증진 작용, 항피로 작용, 항고혈압 작용, 항산화 작용, 항염 작용 등의 효과가 있습니다. 만성 허약 증상으로 인한 골다공증 및 골절에 사용합니다.

● **독활기생탕(獨活寄生湯, 약재 구성: 독활, 당귀, 백작약, 곡기생, 숙지황, 천궁, 인삼, 백복령, 우슬, 두충, 진교, 세신, 방풍, 육계, 감초, 생강)**

: 말초 신경 재생 효과, 소염 작용, 근 위축 억제 작용, 항동맥경화 효과, 진통 작용, 뇌 혈류 개선 작용, 뇌 손상 보호 효과, 골다공증 예방 및 치료 효과가 있으며 한의학에서는 허약 증상으로 인한 척추 관절 통증과 하지 무력 증상 및 굴신 불리 증상에 사용합니다.

● **녹용사근환(鹿茸四斤丸, 약재 구성: 육종용, 우슬, 모과, 토사자, 숙지황, 녹용, 천마, 두충, 오미자)**

: 힘줄과 뼈가 연약해지고 위축되는 증상에 사용되는 한약입니다.

● **두충환(杜冲丸, 약재 구성: 두충, 귀판, 황백, 지모, 구기자, 오배자, 당귀, 백작약, 황기, 보골지)**

: 뼈가 약하고 힘이 없으며 만성 피로를 가지고 있는 허약자나 노약자에게 사용하는 한약입니다.